坐堂医笔记

王昆文老中医从医感悟

王昆文 著

刘世峰 整理

中国中医药出版社

· 北京 ·

图书在版编目（CIP）数据

坐堂医笔记：王昆文老中医从医感悟 / 王昆文著；刘业峰整理 .
—北京：中国中医药出版社，2016.10（2020.8 重印）

ISBN 978 – 7 – 5132 – 3643 – 0

Ⅰ . ①坐… Ⅱ . ①王… ②刘… Ⅲ . ①中医学—临床—医学—
经验—中国—现代 Ⅳ . ① R249.7

中国版本图书馆 CIP 数据核字（2016）第 225177 号

中国中医药出版社出版

北京经济技术开发区科创十三街 31 号院二区 8 号楼
邮政编码 100176
传真 010 64405750
廊坊市晶艺印务有限公司印刷
各地新华书店经销

开本 880×1230 1/32 印张 6.5 彩插 0.5 字数 181 千字
2016 年 10 月第 1 版 2020 年 8 月第 2 次印刷
书号 ISBN 978 – 7 – 5132 – 3643 – 0

定价 28.00 元
网址 www.cptcm.com

如有印装质量问题请与本社出版部调换（010-64405510）
版权专有 侵权必究

社长热线 010 64405720
购书热线 010 64065415 010 64065413
微信服务号 zgzyycbs

书店网址 csln.net/qksd/
官方微博 http://e.weibo.com/cptcm
淘宝天猫网址 http://zgzyycbs.tmall.com

书贺刘世峰先生整理

王昆文先生医著出版

仁心仁术

甲午初冬鉴川题

书法家张鉴川先生为祝贺本书出版题词

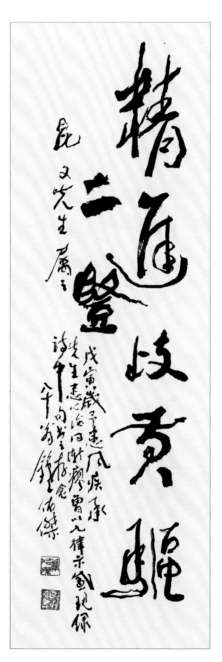

中华诗词学会会员钟佑杰老先生为王昆文医师题词

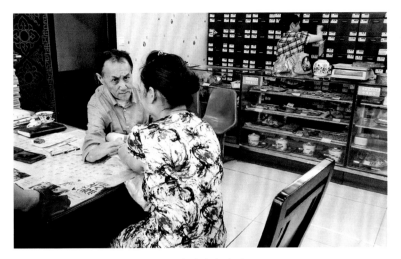

王昆文为患者诊脉

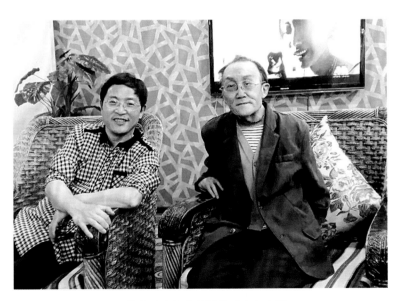

王昆文（右）和刘世峰（左）合影

内容提要

本书是由民间中医王昆文将自己近30年来的临床有效医案，以及已发表和未发表的部分文章与笔记汇集而成，内容包括医案简摘、医论医话及邹润安论医和药等，主要展示了自己在从医过程中的临床真实记录和对中医学术本身的认识与探讨。

作者怀着对中医的极度推崇与热爱，特别是退休后当坐堂医十七八年来的切身体会，把自己的所见所闻所感撰写成文。其目的是想为中医学的传承与发展而尽绵薄之力。比如对祛痰法在临床上之应用、中医的变与不变、中医药文化、民间中医、中医学的特色与核心价值观等，作者都倾注了热情与关心，表明了自己的看法。尤其是提出了"大自然是中医的老师""中医学的本质和特色是致中和、法自然"等观点，引起了业界的关注。另外，本书还以较多的篇幅介绍了邹润安《本经疏证》一书对若干药性及医理的阐述，是对邹润安医著的深入探讨。

曹序

　　我同王昆文先生的相识，是从网络开始的。虽然之前在《中国中医药报》上，我也经常见到王昆文先生旁征博引、说理透彻、观点独出心裁、很有见地的文章，但是毕竟是经过编辑修改再印出来的文章，文字太正经，无法了解文字后面的人物个性、体态禀性，也很难了解到他的生活状态和行医情况。在网络里，情况则明显不同，在我主持的"中医药论坛·曹东义"版块里，王昆文先生表现出的是一个不甘寂寞，有话就说，有立场，有观点，爱和人争辩，敢于坚持己见的人。他的广博学识令我敬佩，很多学术见解，都给我留下了深刻的印象。尤其是后来，在见到他站立在一颗巨大的黄连树下的半身照片，他在诊所里为患者细心诊病的照片，以及他的朋友、患者们所赠送的条幅、字画等之后，有一种身临其境的感觉，就好像我已经拜访过他一样，他在我心目中的形象逐渐丰满起来，也逐渐高大起来。尽管他身有残疾，拿笔的手也颇不一般，但这并不妨碍我对他的敬佩，我由衷地敬佩这位基层中医，这位年逾古稀的老先生。他虽然是一位草根中医，却像昆仑山一样高大，这是因为他承接着中医的传统，脚踏着实地，依靠自强不息的奋斗精神，在中医学术的高山上，像神农那样采集百草，像扁鹊那样善于诊脉，实践着张仲景化腐朽为神奇的辨证论治精神，治病救人，播撒大爱，与当地民众保持着生死相托、血脉相连的良好关系。

　　一百年来，西学东渐，医疗市场化，医患关系逐渐紧张，乡下的基层中医几近消失，进城看病已成严峻的现实。城里的中医严重西化，看病不敢坚持中医理论，动辄以西医的检查化验为指标，或者西医为主中医为辅，一壶汤药可有可无，一个脉枕只是摆设，乏人乏术的严峻形势日益严重。

有王昆文先生这样的基层中医坚守阵地，实在是当地民众的一种福音。但是，如果不加以保护，没有传承人，他的很多经验就会"人亡政息"，化为乌有。"非其人勿传，非其真勿授"，"得其人不教，是谓失道；传非其人，是为慢泄天宝"。

传道医术很难得，时间不等人，寻寻觅觅，缘分未到，王昆文先生不甘心就这样带着满身的中医学术离开人间，他想把自己毕生的心血写出来，印成册，留给未来的中医学子。希望有人能够懂得他的心，更希望有人珍惜他的学识。

在重庆荣昌刘世峰先生的大力帮助下，将其书稿整理成册；在中国中医药出版社马洁编辑的鼎力相助下，该书将借助发行渠道走遍全国，传播出去，发扬开来，融入整个中医事业，走进千万个有缘朋友的收藏里，在那里发挥它应有的作用。

我读着王昆文先生的论著，就好像与他本人彻夜长谈一样，就一个个话题不断切磋，有时拍案叫绝，有时大声争辩，有时会心一笑，有时表示反对，但是，我们的心是相通的。

值此王昆文先生大作出版的好日子，请接受我这个中医同道的真心祝愿，也希望有缘读这本书的人能和我一样，从中发现其独特而不平凡的见解，为王先生而欢呼，为中医而加油。

河北省中医药科学院曹东义

序于求石得玉书屋

2016 年 4 月 16 日夜

自序

我出生于 20 世纪 40 年代，四川自贡人，自号"王半医"。一者，是由于我对中医来说，属于半路出家；二者，是我自认为学医未精，只能当得半个医生的水平，故以此为憾。我因残疾而与中医结缘，四十余年，弹指一挥间。回首往事，感慨良多。

首先，我认为中医适合于自学，当然如果开始就有名师指导，则何幸如之！若再加上幼儿始学，贵以专，则学业必当日益精进，趋于上境。其次，我对中医的感悟是：中医是人学，是以人为中心的学问，研究的重点是人的生理与病理，人的健康与疾病，而且研究得那么深刻，充满了智慧。正如王冰所说，一部《黄帝内经》就是"至道之宗，奉生之始"。中医学深刻地研究了人与自然，人与社会，人的生活、环境、思想、心理及七情等因素与人体健康和疾病的关系。其理论成果有效地指导了中医几千年来的医疗实践，其功伟矣！虽然有人认为，中医理论有些"玄"，似乎"玄"就是过错，就应当剔除，或使其变得一清二楚、一清二白。但我并不这样认为。我认为，中医的神奇奥秘就隐藏在这个"玄"中，我们就是要去不断地探索它，而且永无止境。也许再过一千年，谁也不能改变中医学的玄秘色彩！所以，我们不必避讳中医的玄秘性。裘沛然老先生曾写诗云："如此人天藏奥秘，晚年何敢侈言医！"明白了这个道理，就不会动辄就提出什么要构建新的中医理论体系，要创造出什么既高于西医、也高于中医的所谓"新医学"云云。

近百年来，中医在国内的发展不尽如人意，充满了曲折和艰辛。我认为，目前中医药发展的"瓶颈"，不在理论层面，也不在学术层面，而在于搞不清楚中西医之间究竟应该是"结合"，还是"配合"？ 两种意见仍然有分歧和争执不下。中医要振兴，还有很长的路要走，中医欲"卓然自立"还远没有实现。今生我选择了中医，献身于中医，以中医为荣，谨以中医为职业，中医伴我尽余生，吾愿得以满足矣，夫复何憾！

我从1997年起就开始坐堂行医，从未间断，至今已有十八九年。每天都在药店中接触患者，临床问疾并处方，时有所感悟，积累的病历资料也甚多。今把病案整理出80例，又有医论及医话等文章共55篇，汇集成此书。愿以此拙作提供给各位同道交流与探讨，欢迎提出意见，非敢言问世也。

本书的出版承刘世峰先生的鼎力支持和协助整理，谨致谢忱！

王昆文

2016年4月

目录

医案简摘

医论医话

邹润安论医与药

医案简摘

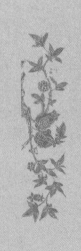

我退休后，在本地两家中药店坐堂行医，至今已有 19 个年头矣。年齿渐长，阅历稍增，临床问疾，多有心得体会。深感在当前的新医改方案公布实施后，中医药人员的地位有所提高，信心有所增强，环境有所改善，中医药能够而且应当发挥出其优势与重要作用，我更应该抓住这难得的历史机遇，扎根于基层百姓，恪尽职守地为民众服务。

以下摘选的案例涉及的都是一些常见病，临床上几乎每天都能遇到。值得指出的是，中医对这些常见病的治疗是十分有效的，这就用不着患者到医院里去做那么多烦琐的检查化验，也用不着花太多的诊断费和治疗费，也节省了患者及其家属许多时间，这充分体现了中医简、便、验、廉的特色。为抛砖引玉，今不揣浅陋，谨将本人病案整理出若干则，以供交流与参考。

发热

一小儿，1 岁 7 个月，由其母亲和祖母带来就诊。

其母代诉：患儿发热，体温 38℃，少汗，身痒，右肘处皮肤发红疹数个，小便黄。查指纹色紫。以往患儿一发烧，就得马上输液，否则体温很快就会升至 39℃以上。此次患儿祖母坚持要带来看中医。

方药： 香薷 6 克，生石膏 30 克，滑石 25 克，薄荷 8 克，银花

15 克，连翘 12 克，芦根 20 克，淡竹叶 8 克，黄连 6 克，麦冬 15 克，枇杷叶 20 克，牛蒡子 10 克，西瓜皮 1 块为引。

隔了 1 天多，患儿的祖母来告知，当天她们每隔 1 个多小时就喂患儿 1 次药，半夜时也喂了 1 次，后来发热果然退了，而且饮食还有所增加。

鼻炎

罗某，男，49 岁，2012 年 9 月 15 日初诊。

患者诉有鼻炎宿疾，每年皆在中秋前后发作，平时无恙。近来鼻塞，流清涕，咽痛，目痒，头痛，干咳。邪之所凑，其气必虚。患者每年中秋发病者，肺金伤也。辨证：此属外感风寒，内有燥热。治法：祛风寒，清内热，宣通肺窍。

方药： 防风 20 克，细辛 15 克，白芷 10 克，蝉蜕 15 克，鱼腥草 30 克，玄参 20 克，生石膏 40 克，川木通 15 克，连翘 20 克，炙紫菀 20 克，麦冬 25 克，枯芩 15 克，藿香 15 克，桔梗 15 克，1 剂。

9 月 17 日二诊：上方服完 1 剂，并配合拔火罐（委中、项背等处），症状大为减轻。嘱再服原方 1 剂。

咳嗽

案 1 蔡某，女，22 岁，2009 年 12 月 12 日初诊。

诉咳嗽约半月未愈，已在其他诊所输液 20 天，未见效，且出现头痛、呕吐等，故来求服中药。目前除咳嗽较频外，患者还有食后胃胀，颈项两侧略似肿胀不舒，舌苔稍白腻。辨证：咳嗽聚于肺，关于胃。治法：和胃降胃止咳。

方药： 炙紫菀 25 克，杏仁 20 克，丹参 20 克，炙麻黄 3 克，蝉衣 15 克，瓜蒌仁 20 克，鱼腥草 30 克，炒苏子 20 克，枯芩 20 克，南沙参 30 克，葛根 25 克，法半夏 15 克，炙枇杷叶 30 克，麦门冬

25 克，炙甘草 10 克。

本方妙在用南沙参补肺，丹参活血，蝉蜕去风；又妙在麻黄与枇杷叶之用量比为 1：10，还有紫菀等几味药皆需蜜炙。本方尤其适合治疗久咳者，我在临床上屡用之有效。

案2 杨某，女，70 岁，2011 年 2 月 18 日初诊。

患者咳嗽几个月，乏痰，口干，略心悸，舌边有齿印，脉略弦。辨证：久咳伤肺，且有心气虚的表现。治法：肺心当兼顾之，用我的治咳经验方加减。

方药： 丹参 20 克，炙紫菀 25 克，杏仁 20 克，鱼腥草 30 克，蝉蜕 20 克，南沙参 30 克，麦冬 20 克，炒苏子 25 克，炙枇杷叶 30 克，炙麻黄 3 克，瓜壳 20 克，北五味子 10 克，炙甘草 10 克，桔梗 15 克，仙鹤草 30 克。

患者用本方加减治疗，三诊后痊愈。

肺胀

毛某，女，73 岁，2011 年 7 月 29 日初诊。

患者 1 个月前因病住院 10 余天，被诊断为冠状动脉粥样硬化性心脏病、肺源性心脏病等，又怀疑有结核，做了 CT 检查，并频繁抽血去化验。患者诉目前身体消瘦，体重仅 26 千克，心累，气喘，咳嗽，头昏，浑身无力，舌净乏苔，食纳少。患者心情悲观，说自己怕是活不了多久了。我诊其脉虚，触其头额有些发热。辨证：心肺气阴两虚。治法：以清养心肺为主，佐以化痰止咳，药宜取甘凉滋润而忌辛燥。

方药： 西洋参 15 克，麦冬 30 克，怀山药 25 克，玄参 20 克，银花 20 克，北五味子 20 克，炙枇杷叶 30 克，川贝母 10 克，炙紫菀 20 克，合欢皮 25 克，丹参 20 克，炙甘草 15 克。

服药 1 剂后，心累、气喘及咳嗽等症均有减轻。

心悸

案 1 明某，女，67 岁。

患者凌晨 1 ~ 3 点出现心悸、出汗，咯痰较多，口苦，口臭，脉弦滑大数。辨证：心气虚夹痰热。

方药：生龙骨 25 克，生牡蛎 25 克，赭石 25 克，生石膏 30 克，生地黄 20 克，麦冬 30 克，瓜蒌仁 20 克，北五味子 15 克，枯芩 15 克，防风 20 克，柴胡 10 克，麻黄根 15 克，浮小麦 30 克，法半夏 15 克，南沙参 30 克。

2 日后来复诊，诉心悸及出汗均减轻，嘱再服原方 2 剂以巩固之。

案 2 陈某，女，73 岁，2015 年 1 月 26 日初诊。

患者心慌，睡眠差，口中有麻木感，大便不畅，舌质略红，苔稍黄，脉弦。辨证：心气虚，兼有内热。

方药：南沙参 30 克，麦冬 25 克，黄连 10 克，酸枣仁 30 克（炒），白芍 20 克，北五味子 12 克，灵芝 20 克，远志 8 克，紫苏 15 克，香橼 20 克，炙甘草 10 克，瓜蒌仁 15 克，蒲公英 25 克，紫丹参 20 克，夏枯草 25 克，炒山楂 15 克。

1 月 28 日二诊：患者心慌减轻，食纳增加，但夜尿 10 余次，时嗳气，脉仍弦，舌仍红。

方药：南沙参 30 克，麦冬 25 克，黄连 10 克，酸枣仁 30 克（炒），白芍 20 克，北五味子 12 克，灵芝 20 克，炙甘草 10 克，瓜蒌仁 15 克，蒲公英 25 克，紫丹参 20 克，夏枯草 25 克，枳壳 15 克，龙骨 30 克，柏子仁 20 克，菟丝子 30 克。

1 月 30 日三诊：患者已无心慌症状，夜尿次数减少，仅腹部略胀，需服麻仁丸方解大便，左寸、关脉偏大。仍用上方加减调理，共四诊后痊愈。

案 3 林某，女，40 岁，1997 年 6 月 28 日初诊。

患者心慌，乏力，胃中痞满，气短，嗳气，头额痛，腹痛即欲解大便，一日几次，鼻涕稠，眼倦欲闭，汗多，溺黄，口中麻木感，喜冷饮，睡眠差，舌苔白略腻，左边有剥落，脉偏数。辨证：心气虚，胃有痰湿，肝脾不和。治法：补养心脾，调和肝胃。

方药：南沙参25克，黄芪20克，白术20克，云苓15克，陈皮10克，法半夏12克，防风15克，白芍15克，桔梗15克，香附20克，紫菀20克，神曲25克，葛根20克，大枣15克，炙甘草12克。

7月1日二诊：患者上症好转，仍觉眼倦，有时心慌，知饥然纳少，白带多且臭，略黄，舌质转红，苔薄少，脉略弦滑数。

方药：南沙参25克，黄芪20克，白术15克，薏苡仁20克，麦冬15克，五味子10克，沙参25克，枣仁25克，香橼20克，香附20克，黄柏15克，车前子10克，白芍20克，枇杷叶20克，炙甘草12克，大枣15克。

患者诉服药后，心慌痊愈。

失眠

案1 王某，男，59岁，2012年10月26日初诊。

患者失眠，下半夜口干，肠鸣，舌质淡，苔白薄，脉细有结象。辨证：心气虚，不能藏神。治法：养心安神。

方药：南沙参30克，麦冬25克，北五味子10克，法半夏15克，丹参20克，云苓15克，竹茹20克，黄连10克，桔梗15克，酸枣仁25克（炒），紫苏12克，夏枯草25克，高粱30克，夜交藤30克，炙甘草10克，2剂。

10月31日二诊：患者失眠好转，已能入睡，但脉象仍略细而结，转上方2剂巩固。

案2 廖某，女，70岁，2002年12月5日初诊。

患者有高血压性心脏病，近来出现失眠，背心疼痛，呼吸不顺，消化欠佳，舌苔黄，脉弦数，左兼滑。弦为肝脉，滑数为有痰热，此证属痰热化风，干扰神明，魂不能藏。治以除痰热以安神，方用温胆汤合酸枣仁汤加减化裁。

方药：炒苏子20克，法半夏15克，丹参25克，胆南星15克，竹茹15克，黄连10克，炒枣仁30克，云苓15克，夏枯草30克，枳壳12克，白芍25克，沙参30克，远志8克，钩藤30克，细辛10克，炙甘草10克。

上方服1剂即见效。后该患者于次年7月21日因失眠复发来诊，我仍用本方去云苓、钩藤，加生龙骨30克，生牡蛎30克予之。

案3 张某，女，74岁，2014年4月2日初诊。

患者失眠，白天疲倦欲睡，精神差，心累，面色萎黄而略浮肿，脉虚有结象。辨证：气血两虚，不能养心，神不能藏，故失眠。治法：养心安神，以生脉饮加味。

方药：白人参15克，灵芝20克，石菖蒲12克，麦冬20克，炒枣仁30克，北五味子15克，柏子仁20克，芦根20克，紫苏15克，黄连8克，茯神30克，法半夏12克，竹茹15克，紫丹参20克，炙甘草10克。

4月5日二诊：诉面色浮黄及白天思睡症状减轻，但仍失眠。继续在前方的基础上加减以补心安神。

方药：白人参15克，麦冬30克，北五味子20克，炒枣仁30克，紫丹参20克，茯神20克，远志8克，灵芝15克，龙齿20克，黄连8克，紫苏12克，石菖蒲8克，桔梗15克，炙紫菀20克，炙甘草10克。

服此方2剂后，失眠改善。

痫病

李某，女，55岁。

患者气喘，进食则欲呕，嗳气不畅，喉中有痰，难咯，常咬舌，厌油腻，或心悸失眠，肢软无力，口臭，面色青白，脉结。患者长期服用西药控制癫痫。辨证：气虚而夹风痰。治法：益气豁痰，开窍安神。

方药：党参 20 克，麦冬 30 克，法夏 15 克，桂枝 12 克，高粱 30 克，石菖蒲 10 克，瓜蒌仁 20 克，苏子 20 克，紫苏梗 15 克，五味子 12 克，丹参 20 克，枣仁 30 克，茯苓 15 克，陈皮 10 克，藿香 15 克，炙枇杷叶 30 克，2 剂。

诉服药后前症好转许多，要求再服前方。

狂证

林某，女，22 岁，1989 年 11 月 6 日初诊。

患者产后 90 天左右出现精神失常，由其母亲领来就诊。患者来到诊室内，到处乱翻东西，或躺在长凳子上，或在床上跳，或随便端起别人的茶盅喝水，或拿起扫帚去扫地，或到处走动，或随便翻阅我桌上的书，而且言语多，需要有人不断地招呼才能安静下来。察患者脉弦大而滑数，舌尖红，苔厚腻而黄。其母诉，患者睡眠差，食纳亦少，此次发作乃因家中有事使之生气了。辨证：痰热上扰清窍，神明昏乱。治法：清心开窍化痰，佐以安神镇静。

方药：黄连 15 克，炒栀子 15 克，赤芍 20 克，丹参 15 克，石菖蒲 8 克，郁金 20 克，枳壳 15 克，赭石 30 克，胆南星 15 克，竹茹 20 克，浙贝母 20 克，瓜壳 30 克，法半夏 20 克，朱砂 6 克，另服安宫牛黄丸 3 颗。

11 月 23 日二诊：诉服上方 2 剂加安宫牛黄丸 6 颗后频下矢气，狂躁症状已消失大半，睡眠及饮食均转好，可帮助其母洗衣、挖红薯等。今日来诊时患者比较安静和听话，走时还说了声"谢谢"，脉象较前和缓，但舌中心苔黄腻，喉间红赤，自诉疼痛，而且不能生气。我为其拟清化湿热痰浊之法，照原方加减。

方药：法半夏 15 克，茯苓 15 克，胆南星 12 克，竹茹 15 克，射干 12 克，枳壳 12 克，黄连 8 克，郁金 20 克，浙贝母 15 克，瓜壳 20 克，芦根 30 克，赤芍 15 克，朱砂 5 克。

胃痛

案1 梁某，男，60岁，2014年1月1日初诊。

患者胃脘部时略痛，嗳气，睡眠不好，口干苦，舌前部乏苔。辨证：肝郁化热且伤阴。治法：清胃热，养肝阴，佐疏肝。

方药：枳壳15克，香橼20克，蒲公英30克，紫丹参20克，南沙参30克，麦冬30克，黄连12克，百合30克，生地黄20克，枣仁25克，夏枯草30克，炒麦芽25克，炙紫菀20克，炙甘草10克。

上方连服8剂，胃痛得愈。

案2 肖某，女，30岁，2015年1月5日初诊。

患者胃痛2个月，早上略吐酸水，易饥饿，易怒，目痒痛。辨证：肝郁化热犯胃。治法：宜疏肝和胃，清热制酸。

方药：枳壳20克，黄连5克，麦冬25克，蒲公英25克，夏枯草25克，浙贝15克，海螵蛸12克，防风20克，柴胡10克，吴茱萸3克，神曲20克，佛手15克，炙枇杷叶20克，2剂。

1月10日二诊：诉上方服后，腹泻5次，胃已不大痛了，能食干饭。原方加减（去吴茱萸、神曲等）再服2剂巩固之。

案3 刘某，男，41岁，2014年12月14日初诊。

患者胃痛，左腹部似有气，食少，睡眠差，大便间日解，舌苔稍黄腻。西医查有胆息肉、肝囊肿及十二指肠梗阻性改变。辨证：肝郁胃热，伤及血分。治法：宜疏肝解郁，清胃热，通利肠胃。

方药：麦冬25克，黄连12克，郁金15克，枳壳20克，紫丹参20克，广木香12克，蒲公英30克，夜交藤30克，夏枯草30克，瓜蒌仁20克，炒麦芽30克，桔梗15克，炒枣仁30克，白芍20克，柴胡10克，炙甘草10克，5剂。

二、三诊均为代诉，服上方后效果较明显，再转上方6剂。

四诊时患者诉胃已不痛，仅觉脐腹似有一包块，肠鸣音明显，若食肉食难消化，大便时干燥，舌根部苔稍黄腻。

方药：柴胡 12 克，炒枳壳 20 克，瓜蒌仁 25 克，枯芩 20 克，赤芍 20 克，紫丹参 20 克，郁金 20 克，广木香 15 克，杏仁 15 克，夏枯草 30 克，蒲公英 30 克，麦冬 25 克，炒山楂 20 克，桔梗 20 克，黄连 6 克，炒麦芽 25 克，5 剂。

案 4 王某，男，22 岁。

患者胃脘胀痛并有烧灼感，泛酸，或欲呕，口略臭，舌尖红，苔白润腻。辨证：胃热积久化火，伤及血分。治法：宜清热泻火，行气止痛。

方药：麦冬 25 克，蒲公英 30 克，黄连 15 克，吴萸 5 克，法半夏 15 克，枳壳 20 克，枯芩 20 克，神曲 25 克，炙枇杷叶 30 克，炒瓜蒌仁 20 克，芦根 25 克，苏合香 15 克，夏枯草 30 克，3 剂。

二诊：上方服了 3 剂后，患者胃痛减轻，仅在早上及下午 6 时左右略痛，稍有泛酸及咳嗽，舌尖红，苔白润，脉滑数兼弦。仍照前方加减，服 2 剂后，胃痛止。

便秘

缪某，女，69 岁，2010 年 8 月 19 日初诊。

患者诉便秘，服过多种中成药皆不解。今又四五日未便，兼有头晕，面目浮肿，腹肿，足肿，嗳气，乏力，整日昏睡，口苦或干，脉滑略数，左手尤显著。辨证：痰气阻络，肺失肃降。治法：豁痰降气通便。

方药：瓜蒌仁 25 克（炒研），柴胡 10 克，枳实 20 克，夏枯草 30 克，法半夏 15 克，竹茹 20 克，丹参 25 克，赤芍 20 克，枯芩 20 克，杏仁 15 克，酒炒大黄 10 克，炒苏子 20 克，胆南星 15 克，火麻仁 20 克。

8 月 21 日二诊：患者诉大便原已多日未解，服了中药后方解，其余如头昏、口苦等症状也略见改善，现在来主要是想消肿。我诊其脉尚见滑，将前方中大黄减为 5 克，加石菖蒲、茯苓以治之。

腹泻

案1 周某，女，51岁，2014年12月5日初诊。

患者诉上月切除胆囊后，出现腹痛即解大便，略稀，一日解五六次，且有下坠感。此为肝脾不和，用痛泻要方加味治之。

方药：防风25克，白术15克，陈皮10克，白芍20克，炒麦芽30克，黄连6克，莲子15克，广木香10克，柴胡10克，怀山药20克，炒谷芽30克，鸡内金12克，炙甘草10克，2剂。

12月9日二诊：诉上症减轻，饮食增加。我再用原方加减以巩固之，即去谷芽，加香橼20克，2剂。

案2 陈某，女，51岁，2014年1月15日初诊。

患者诉有时胃痛即解稀大便，伴皮肤痒。我认为患者的叙述不准确，此处所谓"胃痛"应为腹痛，其辨证应属于肝脾不和，兼有风邪。治法：补土泻木，调理肝脾，兼祛风止痒。方用痛泻要方加味。

方药：防风30克，白术20克，陈皮12克，炒白芍20克，芦根25克，白芷12克，云苓20克，法半夏12克，柴胡10克，银花30克（一半炒用），荆芥炭15克，藿香20克，厚朴20克，大腹皮15克，2剂。

1月25日二诊：诉上症好转许多，已不腹痛，大便亦已不怎么稀了，皮肤尚略痒。转原方去大腹皮。

胃脘不适

陈某，女，43岁，2004年8月1日初诊。

患者胃脘不舒服，食纳差，头晕痛，或时心慌，小便甚黄，舌边红。辨证：肝胃郁热，胃失和降。治法：疏肝和胃，清郁热。

方药：芦根20克，郁金20克，夏枯草25克，赤芍20克，丹参20克，瓜蒌仁20克，川木通15克，生地黄20克，黄连10克，枳壳15克，车前子15克，鸡内金15克，蒲公英15克，茵陈蒿20

克，枇杷叶 20 克，丝瓜络 6 克。

8 月 5 日二诊：上方服 2 剂，患者诉胃中舒服多了，食纳也有所增加，但昨日大便带涩，且有下坠感，头略晕。视舌边仍红。此乃湿热有下行之势，宜清除大肠湿热，用上方去鸡内金、赤芍、丹参、车前子、枇杷叶，加大黄、槟榔、白芍、枯芩。

胃胀

案 1 邱某，女，62 岁，2012 年 5 月 23 日初诊。

患者胃胀，嗳气，头晕痛，睡眠多，大便略有下坠感，面黄，舌苔稍腻，脉略弦滑数。辨证：肝气犯胃，兼有湿热。治法：疏肝理气，清泄湿热。

方药：柴胡 10 克，枳壳 20 克，夏枯草 30 克，瓜蒌仁 15 克，炒白芍 20 克，黄连 15 克，蒲公英 20 克，广木香 12 克，麦冬 20 克，法半夏 15 克，枯芩 15 克，芦根 25 克，石菖蒲 8 克，麦芽 30 克，珍珠母 30 克。

5 月 26 日二诊：患者胃胀减，咯痰，舌苔略腻。上方去珍珠母、麦芽，加郁金 15 克，陈皮 10 克。

5 月 30 日三诊：诉诸症好转，食纳增加，精神亦好，继续服药治疗。

案 2 张某，女，60 岁，2014 年 10 月 28 日初诊。

诉因患病服西药后出现胃略胀，嗳气，食少，乏味，口干苦，腰略胀，时失眠。查舌苔略黄腻。辨证：肝胃积有湿热，气失和降。治法：宜清肝胃湿热，降气和胃。

方药：柴胡 10 克，芦根 30 克，瓜蒌仁 20 克，法半夏 15 克，枳壳 20 克，生石膏 30 克，枯芩 15 克，炒山楂 20 克，麦冬 20 克，神曲 25 克，连翘 15 克，紫苏 15 克，黄连 12 克，藿香 15 克，防风 25 克，2 剂。

11 月 2 日二诊：患者纳食增加，饮食有味，口尚略干苦，胃稍痞，舌略红，舌苔黄腻已化。

方药： 柴胡 10 克，枳壳 20 克，炒山楂 20 克，麦冬 20 克，紫苏 15 克，黄连 12 克，蒲公英 25 克，夏枯草 30 克，炒麦芽 30 克，香橼 20 克，炒栀子 10 克，丹参 20 克，明沙参 30 克，夜交藤 30 克，2 剂。

服后病愈。

呕吐

案 1 邹某，女，81 岁，2012 年 8 月 3 日初诊。

代诉：患者出现进食后呕吐，每隔 20 分钟左右呕吐 1 次，兼咳嗽，便秘，舌苔白黄厚腻。辨证：湿热阻滞于肠胃，胃失和降。治法：清化湿热，降胃止呕。

方药： 杏仁 15 克，芦根 30 克，枯芩 15 克，瓜蒌仁 25 克，郁金 20 克，法半夏 15 克，枇杷叶 30 克，浙贝 15 克，丹参 20 克，炙紫菀 20 克，竹茹 15 克，酒军 10 克，枳壳 15 克，夏枯草 30 克。

8 月 10 日二诊：上方服 2 剂后，患者已不呕吐，仅胃略不适，稍咳。嘱再服原方 2 剂。

案 2 杨某，女，60 岁，2014 年 11 月 25 日初诊。

诉昨夜腹泻清水 10 余次，今日晚餐后又呕吐，呕吐物为午餐所进的饮食，伴头额痛，胃痞，查脉滑数偏大。有心悸史。饮食伤胃，故胃痞及头额痛也，脉滑为伤食或有痰，《本经》云为"伤中、伤饱"。治以调和中州，用半夏泻心汤加减治之。

方药： 党参 25 克，藿香 15 克，紫苏 15 克，黄连 10 克，干姜 10 克，法半夏 15 克，麦冬 20 克，白术 15 克，神曲 25 克，云苓 15 克，防风 15 克，厚朴 15 克，龙骨 30 克，夏枯草 20 克，大枣 30 克，炙甘草 10 克。

11 月 26 日二诊：诉昨晚的药已服大半，目前觉心慌，出虚汗，头额痛，不思食。查舌尖乏苔，脉数偏大。辨证：因呕泻过多，元气受损，导致虚汗频出。治法：宜扶正补气敛汗。

方药： 白人参 20 克，麦冬 30 克，黄连 10 克，干姜 10 克，白术 15 克，黄芪 20 克，麻黄根 15 克，龙骨 35 克，牡蛎 30 克，浮小麦 50 克，防风 15 克，炙甘草 15 克，法半夏 12 克，北五味子 20 克，酸枣仁 30 克（炒），枣皮 20 克，炒谷芽 30 克，夏枯草 20 克。

11 月 28 日三诊：今日患者来诊时面带笑容，诉上药服后病情好转，出虚汗及心慌均减轻，已能进食，胃中有饥嘈感，睡眠差。视舌尖仍乏苔，舌质偏红，脉较数大。转前方 1 剂。

12 月 2 日四诊：患者病情好转，但仍有自汗，动则心累，口味淡，畏风，头略晕，舌前部偏红少苔。再转前方 1 剂，其中炙甘草一味，乃自己再用蜂蜜制过，以增强养心健脾之力。

腹胀

冯某，男，55 岁，2012 年 12 月 18 日初诊。

患者腹胀甚，大便略有下坠感，肠鸣，嗳气，口苦，喉中有痰，舌边深红，苔厚腻。辨证：湿热滞于大肠，腑气失畅。治法：宜清湿热，通腑气。方予芍药汤加减。

方药： 柴胡 12 克，枳壳 20 克，黄连 20 克，木香 15 克，枯芩 20 克，芦根 30 克，瓜蒌仁 20 克，白芍 20 克，酒军 10 克，川木通 8 克，夏枯草 30 克，丹参 20 克，郁金 20 克，2 剂。

12 月 24 日二诊：诉前症明显减轻，今腹略胀，口干苦，眼胞略浮肿。视舌边红，苔黄较腻。此乃湿热未净，仍用前方，黄连、枯芩各减为 15 克，另加薏苡仁 20 克，枇杷叶 20 克，再服 2 剂。

口咸

黄某，女，51 岁，2014 年 4 月 21 日初诊。

患者自觉口咸，略口干，头侧稍胀，流泪，目眵多。辨证：肾经虚热上泛。治法：宜滋肾阴，清虚热。方用知柏地黄汤加味。

方药：生地黄 20 克，熟地 25 克，枣皮 20 克，怀山药 20 克，茯苓 15 克，珍珠母 30 克，磁石 30 克，麦冬 20 克，丹皮 15 克，怀牛膝 20 克，泽泻 15 克，黄柏 12 克，知母 15 克，菟丝子 20 克，龙骨 30 克，炙紫菀 20 克。

4 月 24 日二诊：诉口咸减轻，再服上方 1 剂巩固。

口臭

冯某，女，75 岁。

患有口臭已久，兼上腹部不舒，时腹胀，足略肿，足掌骨痛，左手脉略滑数。辨为脾胃蕴热。拟用泻黄散加味治之。

方药：防风 20 克，藿香 15 克，生石膏 30 克，炙枇杷叶 30 克，炒栀子 12 克，炒瓜蒌仁 20 克，黄连 12 克，夏枯草 25 克，枳壳 12 克，蒲公英 20 克，炙甘草 10 克。

二诊时诉服上方 2 剂后，自觉效果较好，其女儿也说口臭比以前好些了。大便次数稍有增加，腹胀减轻，足部也没有那么胀了。目前自觉有点气短，下矢气甚臭，舌边略红，苔白，脉数。

方药：防风 20 克，藿香 15 克，生石膏 30 克，炙枇杷叶 30 克，炒栀子 10 克，炒瓜蒌仁 20 克，黄连 10 克，夏枯草 25 克，枳壳 12 克，蒲公英 20 克，炙甘草 10 克，桑皮 20 克，麦冬 20 克。

内风

案 1 一男性患者，10 岁，2011 年 7 月 15 日初诊。

外婆代诉：患者时时揉眼，抽鼻子，目痒，食纳甚少，睡眠欠宁。见体甚瘦，面青，唇红，舌苔花剥，脉虚。患者有明显的风象（内风），拟一养胃阴方：麦门冬、怀山药、沙参、生地黄、香橼、炙甘草、蒲公英、麦芽等治之。

案 2 一男性患者，2 岁，2011 年 7 月 15 日初诊。

家属代诉：目痒，耳心及前胸亦痒，时咳，喉中有痰。视其面青略黄，下眼胞略浮肿，手足心发热并出汗，指纹紫。患儿前月在昆明某医院检查说有蚕豆病。此证为风、痰、虚、热兼而有之，是典型的肝强脾弱证，即肝旺脾虚证。于是我用了一个"手足心烧火热方"加减（前胡、白前、枳壳、瓜蒌、生姜、青葙子、法半夏、麦冬、枯芩、吴茱萸、淡竹叶）以治之，所谓下气开痰化热良，痰除而风自息。

案3 曾某，女，69岁，2013年9月13日初诊。

患者胆怯，头晕，失眠，时有恶心，心慌，或肢软，口干流涎，多哈欠，胃略痞，嗳气，舌略歪，面色黄浮，面肌瞤动，脉稍弦滑。辨证：此证属胆气虚而夹风痰，有虚风内动之象。治法：宜先调和胆胃，豁痰息风。

方药：防风20克，法半夏15克，南沙参25克，枳壳15克，麦冬20克，僵蚕12克，陈皮10克，炒苏子20克，北五味子12克，桑枝25克，炙紫菀20克，灵芝20克，竹茹15克，黄连6克，夏枯草30克，蒲公英20克。

9月17日二诊：上症减轻（如惊悸、胆怯等），服药次日即得嚏，舌已不歪，但仍有恶心、失眠、肢软、眼中有雾感等，脉弦。

方药：南沙参30克，麦冬20克，僵蚕12克，法半夏12克，炒苏子20克，黄连6克，枯芩12克，枣仁30克，夏枯草30克，防风20克，灵芝15克，北五味子12克，竹茹15克，枳壳12克，蒲公英20克，桑枝25克。

9月22日三诊：患者仍有头晕，心慌，乏力，略咳白痰，胃胀欲呕，舌苔白。显然中气虚馁，宜补心气、和胃化痰并安神。

方药：白人参15克，法半夏15克，麦冬25克，炒苏子20克，紫丹参20克，北五味子15克，龙齿30克，云苓20克，黄连8克，紫苏12克，枣仁30克，枳壳12克，蒲公英20克，夏枯草25克，灵芝15克，炙紫菀20克。

案4 倪某，男，76岁，2011年9月29日初诊。

患者舌转动不灵活，言语欠清，口中麻木，眼中有雾，便秘，手指麻木，舌苔黄略腻，脉弦滑，左沉。辨证：脉弦主风，滑主痰，苔黄、便秘主热，口及手指麻木亦属风中于经，舌转不灵者乃风痰阻络也。治法：祛风化痰，清热通腑。

方药： 僵蚕 15 克，地龙 15 克，桑枝 30 克，瓜蒌仁 20 克，丹参 25 克，血藤 25 克，枳壳 15 克，丝瓜络 15 克，枯苓 20 克，怀牛膝 20 克，石菖蒲 6 克，胆南星 10 克，川木通 12 克，酒炒大黄 8 克。

10 月 1 日二诊：患者言语稍清，仍眼中有雾，口僵硬，左手指麻木，左脉不畅，右略弦滑。

方药： 上方去血藤、川木通，加柴胡 10 克，防风 15 克，鲜竹沥 20mL（冲服）。

面红

余某，女，56 岁，2011 年 5 月 9 日初诊。

患者满面通红，据诉已有 10 年的历史了。早上起床时脸就是红的，若晒了太阳或做事及活动后，面部更红，与周围的人有明显差异。兼见眼胞略浮肿，太阳穴胀，口中多涎沫，多梦，左耳鸣如蝉，咽时痒，舌苔较白腻，质不红，脉略弦。

曾去医院做过 CT 及神经等方面的检查，西医说可能是缺锌或缺钙，但服了补锌和补钙的药后，仍未见好转。另外，患者还服过扩张血管的药，亦未见效，甚至引起了面部浮肿，故改服中药。辨证：眼胞浮肿，舌苔白腻，口多涎沫，为脾经痰湿上浮；脾与胃为表里，足阳明胃经循行头面，胃热为脾湿所困，壅阻于上，故面红。治法：胃气以通降为顺，故治宜化湿热以清胃凉血，疏利气机。

方药： 法半夏 20 克，枯苓 15 克，蝉衣 15 克，磁石 30 克，石决明 20 克，赭石 15 克，夏枯草 30 克，芦根 25 克，紫苏 15 克，炙枇杷叶 30 克，僵蚕 15 克，玄参 15 克，瓜蒌仁 15 克，薏苡仁 25 克，丹参 20 克。

5月16日二诊：患者诉服上方2剂后，面部已不红，基本如常人，自觉好转了一半。今日她向我叙述病情及治疗经过，时间稍久后才微微显得有些面红，舌苔已不像上次那样白腻，脉弦稍减。我仍以前方加减以巩固之。

黄疸

刘某，女，25岁，1989年12月10日初诊。

患者数天前曾发热，体温约38℃，在当地治疗后，发热已退，但出现周身发黄，面目部尤甚，兼有恶心呕吐、胃脘痛而不能食、厌油腻、口苦、头痛及乏力等症状，并稍咳吐稠痰，小便亦黄，舌苔白腻。西医查黄疸指数为28，诊为急性黄疸性肝炎。我为其拟清肝胆及脾胃的湿热方，用龙胆泻肝汤合茵陈蒿汤加减：龙胆草、炒栀子、枯芩、法半夏、茵陈蒿、木通、大黄（酒炒）、连翘、柴胡、枳壳、藿香、杏仁、浙贝母。

12月19日二诊：上方连服5剂后，诸症消退，面颊已显红润，食量大增（有时一日进5餐），但目黄尚未退尽，仍浑黄且带青色，眼周及口唇四周亦黄，咳稠痰不多，大便每日两三次，不甚稀，舌根苔稍厚白，脉略濡滑。

方药： 茵陈蒿30克，炒栀子20克，大黄6克（酒炒，另兑），枯芩15克，柴胡10克，连翘15克，浙贝母15克，前胡12克，射干15克，薏苡仁30克，胆草12克，3剂。

12月24日三诊：黄疸继续消散，然目黄尚未退尽，故仍照前方略有加减，嘱其再服数剂，以求将湿热彻底清除也。

1990年1月13日四诊：前方又服完5剂，并服护肝宁片。目前巩膜略黄，口苦略干，小便淡黄，食纳较正常，下唇红，不喜饮水，略感疲倦，脉略滑数，舌苔薄白润。

方药： 茵陈蒿30克，炒栀子15克，胆草10克，浙贝母15克，连翘12克，薏苡仁25克，枯芩12克，扁豆30克，柴胡10克，法半夏 12 克，党参 20 克，茯苓 12 克，郁金 15 克。

耳鸣

周某，女，74 岁，2014 年 1 月 22 日初诊。

患者耳鸣，晚间尤甚，影响睡眠，舌红，脉略弦。辨证：肝肾阴虚，风热上扰。治法：滋肝肾，息风热。

方药：磁石 30 克，珍珠母 30 克，生地黄 25 克，赤芍 20 克，麦冬 20 克，防风 25 克，蝉蜕 15 克，黄连 10 克，黄柏 12 克(盐水炒)，僵蚕 15 克，地龙 15 克，怀牛膝 20 克，白菊花 20 克，夏枯草 30 克。

1 月 24 日二诊：耳鸣时间减少，兼有眼雾，脉右弦左滑。上方加车前子 15 克，2 剂。

眩晕

案 1 曾某，女，57 岁，1991 年 9 月 5 日初诊。

诉近月来头晕甚，不能俯仰，两侧太阳穴略胀，耳鸣，畏日光，或时心慌，口味淡，自觉口苦、口臭，喜冷饮。查舌淡胖有齿痕，苔灰黄腻，脉沉弦兼滑。拟祛痰除湿、平肝潜阳方。

方药：茯苓 15 克，法半夏 20 克，胆草 10 克，天麻 15 克，胆南星 10 克，菊花 20 克，竹茹 15 克，石决明 30 克，磁石 30 克，防风 15 克，当归 15 克，白芍 20 克，藿香 12 克，独活 15 克，芦根 15 克。

上方服 2 剂后，诉头晕好转许多，头可以俯仰，嘱其再服原方 2 剂巩固。

案 2 周某，男，50 岁，1983 年 6 月 9 日初诊。

患者头晕，心慌，欲呕，食少，肢软乏力，喉痛，时有腹痛随即泻清水，口渴，脉弦略滑或结。此头晕由肠胃不和引起，乃拟方：法半夏、黄连、芦根、竹茹、枳壳、扁豆、桑叶、滑石、神曲、麦芽、浙贝母、甘草。

次日，患者诉头晕明显好转，便出车干活了。

案 3 周某，女，59 岁，2012 年 11 月 13 日初诊。

诉头晕已几个月，时有一瞬间欲往一侧偏倒，太阳穴胀，晚间口苦，打鼾，夜尿稍频，手指略胀。查舌苔白黄略腻，脉略弦滑数。5 年前切除子宫。辨证：风痰夹热上扰。治法：平肝息风，化痰清热。

方药：石决明 25 克，地龙 12 克，僵蚕 15 克，防风 20 克，钩藤 30 克，法半夏 15 克，胆南星 15 克，枯芩 20 克，芦根 25 克，川木通 15 克，夏枯草 30 克，胆草 12 克，杭菊 15 克，丹参 20 克，桑枝 30 克。

11 月 23 日二诊：上方服 2 剂后诉头晕减轻。今舌苔尚较腻，脉略弦数。患者诉平时欲闭眼。此乃尚有湿热痰浊未能尽化，仍用前方去胆草，加石菖蒲 8 克，嘱其再服。

案 4 邹某，女，52 岁，2007 年 1 月 20 日初诊。

患者由其丈夫扶着来诊。诉头晕阵作，耳鸣，胃胀，嗳气，昨夜腹泻三四次，胃中有烧灼感，吐痰，口角生疮，时口臭。查舌尖略红，苔白稍腻，右手脉略滑，左兼弦。辨证：肝风夹痰热上扰。

方药：法半夏 12 克，枳壳 15 克，磁石 30 克，蝉衣 10 克，南沙参 25 克，黄连 10 克，麦冬 25 克，夏枯草 25 克，蒲公英 20 克，白芍 15 克，神曲 25 克，炙枇杷叶 20 克，炙甘草 10 克，紫苏 12 克，丝瓜络 12 克。

1 月 24 日二诊：自诉将上方 1 剂煎服多次服用，头晕等症明显好转，面色已不似初诊时的浅黑而晦暗，胃已不胀，腹泻止，服药当晚即能安睡，但仍耳鸣，做梦，喉间有痰，口干。视舌苔白。拟将原方去南沙参、紫苏，加珍珠母、钩藤、明沙参。

本例偏于实证，属痰热化风上扰。胃热如有烧灼感，或口臭及口角生疮，故用黄连、麦冬、蒲公英、夏枯草；吐痰，苔白略腻，脉略滑，故用半夏、枇杷叶、枳壳化痰降逆；耳鸣、腹泻者，肝旺克脾，风阳上扰也，故用磁石、白芍、蝉衣镇静，平肝息风。风邪得息，故眩晕止。

案 5 张某，男，49 岁，2013 年 3 月 2 日初诊。

患者头晕，消瘦，食少，噫气，大便稀，舌质淡，苔白润，脉虚。

方药： 白术 15 克，怀山药 20 克，鸡内金 12 克，党参 20 克，黄芪 20 克，麦冬 20 克，法半夏 12 克，柿蒂 10 克，陈皮 10 克，防风 15 克，佛手 15 克，车前子 10 克，天麻 15 克（研吞），炙甘草 12 克。

3 月 4 日二诊：头晕减轻，仍食少乏味，晚间略咳，苔白润，左脉细。将上方去柿蒂，加炙紫菀、夏枯草，部分药量略有增减。

3 月 10 日三诊：头已不晕，食纳增加，但咽喉似堵，右耳内胀，大便不成形，左脉细。

方药： 白术 15 克，怀山药 20 克，鸡内金 12 克，麦冬 20 克，法半夏 12 克，柿蒂 10 克，陈皮 10 克，防风 15 克，车前子 10 克，天麻 15 克（研吞），南沙参 30 克，何首乌 25 克，胆草 10 克，忍冬藤 20 克，炙枇杷叶 20 克，茯苓 20 克。

本例眩晕属于虚证，因其食少、体瘦、便稀、舌淡、脉弱，皆一派虚象。故以健脾补气开胃为主，佐以防风、天麻祛风（天麻治阳虚生风），即是以半夏白术天麻汤加减。第三诊时，患者头已不晕，但因其出现右耳内胀、咽喉似堵的症状，故去掉补气之党参、黄芪及止咳之紫菀，而加清肝肺风热之胆草、忍冬藤、枇杷叶，并加平补之茯苓、首乌、南沙参以善其后。本例共诊三次而痊愈。

本例和上例眩晕症，乃一虚一实，前者偏于肝风过旺而上扰，后者偏于清阳不升。然两者病情皆与脾胃有关，前例有胃胀、嗳气、腹泻，本例有食少、噫气、大便稀。因中焦有病则失于升清降浊，故而眩晕。所以在两例处方中皆用了善于调和阴阳（包括调理中焦脾胃）之半夏及长于主治"伤中、伤饱"之麦门冬，此二味药实为治理中焦病之要药也。

下肢肿

案1 王某，女，80岁，2012年2月13日初诊。

患者右下肢肿胀，肌肉内有多个硬结，如钱大不等，皮色暗赤，足踝肿平，只能扶拐棍勉强行走，兼有足背、足掌甚痒，长期便秘，脉略弦，右手稍滑。患者去年住院被诊为脑梗死。辨证：患者血瘀气滞，久而化热生风，故皮肤赤痒；与痰相结合，故肌肉内多硬结；经络不通，故下肢肿胀。治法：活血解毒，祛风散结消肿。

方药： 丹参25克，怀牛膝20克，连翘20克，蒲公英30克，杭菊20克，银花60克（一半炒用），苦参20克，浙贝母20克，五加皮25克，白芷12克，防风20克，赤芍20克，萆薢15克，玄参25克，夏枯草30克，酒炒大黄5克。

2月16日二诊：诉右下肢肿明显消减，自觉膝关节要灵活些，肌肤硬结稍软，皮肤颜色稍转淡，舌苔略黄，仍便秘。上方中大黄加为10克，白芷为15克，另加黄柏12克。

2月19日三诊：该方改为赤芍20克，丹参25克，连翘20克，白芷15克，浙贝母20克，怀牛膝20克，蒲公英30克，红花10克，黄柏15克，酒炒大黄12克，玄参25克，杭菊20克，当归15克，苦参15克，枳壳20克，萆薢15克，五加皮20克，银花50克（一半炒用）。

患者服药共10余剂，右足肿痛消减，但仍需扶拐杖。

案2 吴某，女，84岁，2010年7月16日初诊。

代诉：跌伤后足肿，头脑欠清，略有咳嗽，大便不利，体胖。近来曾跌伤头面胁肋，胁下遗留有包块。患者出院后服止痛药及降血压的西药，足肿甚。辨证：因跌伤致血瘀。治法：宜以活血化瘀为主，佐以利水药，血水同源，血行则水行而肿消。

方药： 丹参25克，赤芍15克，白芍15克，瓜蒌仁20克，杏仁15克，知母20克，南沙参30克，五味子10克，冬瓜仁20克，泽泻15克，桑白皮25克，炙枇杷叶30克，麦冬20克，丝瓜络10克。

7月30日二诊：上方已服3剂，足肿消大半，已不骂人，但晚间头脑尚欠清（如随地小便），足背尚略肿。嘱前方再服1剂。

案3 赵某，男，75岁，2012年7月21日初诊。

因咳喘，心累住院10余天（已是第5次住院）。今出院后，下肢肿，咳痰，舌苔稍腻，右手脉滑。辨证：心肺气虚，痰阻于络，血行不畅。治法：宜补心气，活血化痰，佐利水消肿。

方药：南沙参30克，麦冬20克，北五味子10克，丹参25克，炙桑白皮30克，杏仁20克，炒苏子25克，炙紫菀25克，鱼腥草30克，蝉蜕12克，炙麻黄3克，炙枇杷叶30克，薏苡仁20克，云苓20克，冬瓜仁20克，五加皮25克。

7月24日二诊：足肿已消，咳嗽减轻，但身痒，手掌发红。将上方去鱼腥草、云苓、麻黄、薏苡仁，加黄柏、苦参、防风、炒银花、生地黄。

案4 刘某，女，47岁，2010年7月8日初诊。

患者诉足略肿，腰胀，胃痞，大便略有下坠感，手指麻，口干，舌前部红，月经已停。辨证：湿热下注。治法：清除湿热以消肿。

方药：黄连12克，枯芩15克，白芍20克，枳壳15克，桑枝30克，麦冬20克，赤小豆30克，车前子12克，杜仲15克，怀牛膝20克，黄柏12克，桑寄生25克，冬瓜皮15克，丹参20克，2剂。

7月14日二诊：诉足肿消，口干苦，眼难睁，身体时觉僵直，舌略红。上方去枯芩、白芍、枳壳、车前子、冬瓜皮、桑寄生，加葛根20克，柴胡10克，炒栀子12克，生地黄20克，川木通12克，防风20克。

案5 殷某，女，23岁，2012年12月22日初诊。

患者神情委顿，面色青晦。双下肢肿痛已半月，尤以小腿以下为甚，双膝弯曲亦痛甚，足背及内外踝皆肿，甚至不能穿鞋，肿处发热，且皮肤颜色暗红而略紫，足背稍显黑。患者显得十分痛苦，就连从座椅上站起来，走到诊桌旁那么几步，她都走不动，说话显得很吃力。患者诉还有胸闷，心痛欲呕，食少，口干，小便黄。诊其脉沉而不甚清晰。患者近日曾在市某医院查血沉高，怀疑有类风湿关节炎，服用止痛药和消炎药，但未见好转。我据此症状分析，患者不同于一般之水肿，应属热毒壅滞于经络，且邪气嚣张，有走窜入心之势，不可小觑。故治以活血解毒通络为主，为其拟内服及外洗方各2剂如下。

内服方： 连翘20克，丹参20克，地龙12克，蚤休12克，忍冬藤50克，怀牛膝20克，生石膏30克，皂角刺15克，赤芍15克，防风20克，黄连12克，生地黄20克，三七粉15克，竹茹15克，法半夏15克，枳壳15克，2剂。

外洗方： 当归30克，川芎20克，蒲公英60克，大黄30克，白芷20克，皂角刺30克，银花60克，防风30克，桑枝60克，陈皮15克，2剂。

12月28日二诊：6天后，患者竟然一个人来到了诊所，见其面带笑容，脸色已不似上次那么灰暗，足肿已消退了大半，也不再胸闷、心痛欲呕。患者说，外洗药一洗就见效，内服药煎了3次，故服了6天，所以今天才来复诊。目前症见足背尚略肿，尤其是双膝弯曲仍较痛，皮肤颜色偏暗。我仍照前方加减予之。

12月31日三诊：诉足肿痛继续减轻，已能穿鞋子，但双膝弯曲仍稍觉痛。于是，我将前面的内服方调整如下，去掉赤芍、丹参、枳壳、法夏、黄连、防风、地龙、竹茹，另加益母草20克，冬瓜仁20克，五加皮20克，萆薢15克，野菊花12克，黄柏12克，花粉15克。外洗方药同前。5剂。

2013年1月10日四诊：患者诉右侧乳房内上方有一团皮肤发红（如铜钱大），手按之似是空的，有压痛。这个疾患实际上在她下肢肿痛之前就已发生，只不过当时自觉乳房内有一硬块且疼痛，在湖南某医院诊断为乳腺增生，经西医治疗后似乎消散，但仍一直疼痛，因此才想回到自贡继续诊治。哪知回家仅两三天就出现下肢肿痛并日益加重，甚至超过和掩盖了乳房疾患。现在下肢肿痛好转后，乳疾又凸显出来。所幸的是，其疾患已由阴转阳，其内毒有外透之势，宜因势利导以解之。诊其脉略数，为拟下方。

方药：忍冬藤 50 克，生地黄 20 克，银花 25 克，白芷 10 克，浙贝母 15 克，连翘 15 克，赤芍 20 克，当归 15 克，花粉 15 克，柴胡 10 克，桔梗 15 克，蒲公英 25 克，皂角刺 15 克，夏枯草 30 克，丝瓜络 15 克，怀牛膝 20 克，3 剂。

1 月 13 日五诊：患者双膝弯曲疼痛及乳房赤痛减轻，月经未行。

方药：连翘 20 克，忍冬藤 50 克，皂角刺 20 克，浙贝母 20 克，玄参 20 克，蚤休 12 克，赤芍 20 克，白芷 12 克，银花 20 克，当归 20 克，柴胡 10 克，瓜蒌仁（炒研）20 克，蒲公英 30 克，益母草 20 克，怀牛膝 20 克，3 剂。

1 月 16 日六诊：自诉前日乳疮突然自行溃破，流出脓汁 1 小碗，之后乳房疼痛消失。目前仅疮口略发痒，局部皮肤已不红，而且月经亦行，自觉各方面都转为正常，仅睡眠欠佳。视其舌苔稍腻，为拟清余毒方以善后。

该患双下肢水肿不同于一般之水肿，乃属热毒壅滞于经络，且邪气嚣张，有走窜入心之势，不可小觑，故不用利水消肿为主，坚持以解毒活血通络及化痰散结为主，以解热毒流窜弥漫之势，且急则治其标，先治其下肢肿痛，后以治乳疾收功，其实，乳疾也是热毒流窜而致。幸辨证无误，病势得以挽回，转危为安。

腰痛

案 1 刘某，男，20 余岁，1983 年 8 月 25 日初诊。

诉腰痛，晨起咳痰两三口后即减轻，自觉痰似从腰部咳出，且略显黑色，兼有头闷、心悸，胃脘胀痛，食纳欠佳，左侧腰痛处发热，俯仰困难。查脉滑，右手兼弦大略数。辨证属痰滞经络。

方药：茯苓 20 克，法半夏 30 克，瓜蒌 30 克，枳壳 15 克，地龙 20 克，杏仁 15 克，薏苡仁 20 克，前胡 15 克，竹茹 15 克，丹皮 15 克，浙贝 15 克，赤芍 15 克，陈皮 12 克，桑枝 30 克，丝瓜络 15 克。

8 月 27 日二诊：诉上方服 1 次，腰已不痛。

本方并未用杜仲、牛膝、续断之类的药，但治疗腰痛仍效如桴鼓。

案 2 杨某，男，40 余岁，1983 年 6 月 30 日初诊。

患者扭伤后腰痛，已吃过较多的跌打药，未见效。腰痛发生在行走或劳动后，兼有干咳、胸略闷、夜间流口涎、溺黄等症。我结合其左脉略虚，诊断为肾虚夹湿热。拟方：生地黄、当归、怀山药、怀牛膝、枣皮、杜仲、丹皮、肉桂、细辛、杏仁、浙贝母、瓜蒌、茯苓、炒栀子。

7 月 5 日二诊：本方服了 1 剂后，自诉腰痛明显减轻，已能抬重物。故转前方 1 剂予之。

夜尿频

案 1 宋某，女，58 岁，2015 年 1 月 15 日初诊。

患者夜尿频数，每晚五六次，每次所解不多，影响睡眠，兼有干咳约持续 1 周。辨证：肺肾阴虚内热。治法：益肾阴，固摄小便。

方药：山药 25 克，生地黄 20 克，菟丝子 25 克，覆盆子 20 克，黄柏 12 克，知母 15 克，枸杞 15 克，益智仁 20 克，龙骨 30 克，牡蛎 30 克，车前子 12 克，白芍 20 克，炙紫菀 20 克，炙枇杷叶 25 克。

本方服 6 剂后，患者诉夜间只解小便一两次。

案 2 涂某，女，83 岁，2014 年 3 月 28 日初诊。

患者晚上睡眠时出现小腹胀即欲小便，每晚解七八次，故导致睡眠差。另有口干，心累，嗳气，胃中不舒，便秘，手足麻木，舌边尖红，脉弦偏大。辨证：舌边尖红，脉弦偏大，说明肝有郁热；肝主疏泄，故小便频；心累，嗳气，胃中不舒，便秘，说明心气虚，胃肠亦有热。治法：宜疏肝泄热，养心气及和胃。

方药：柴胡 10 克，枳壳 20 克，夏枯草 30 克，生地黄 25 克，赤芍 20 克，丹参 20 克，苏子 20 克，南沙参 30 克，黄连 8 克，蒲公英 30 克，北五味子 15 克，柏子仁 15 克，磁石 30 克，酸枣仁 20 克，麦冬 25 克，川木通 15 克。

3 月 31 日二诊：患者诉上方服 2 剂后，每晚解小便的次数减少为 3 次，睡眠转好，大便正常，食纳尚好，小便甚臭。拟上方去磁石、柏子仁，加黄柏 12 克，3 剂。后患者未再来诊。

小便不禁

杨某，男，61 岁，2013 年 11 月 5 日初诊。

患者诉于 9 月 22 日做前列腺手术后即出现小便不禁，坐着即遗，腰略胀，睡眠差，胃略不适，食不多，口干，有点痰。所谓的前列腺疾病，一般都含有肾虚的因素在内，何况手术后伤了气血经脉，使肾气更虚，不能收摄小便，故自遗。治以补肾气，收摄小便。

方药：熟地 25 克，怀山药 30 克，沙苑子 20 克，菟丝子 25 克，续断 20 克，黄芪 25 克，生地黄 25 克，益智仁 20 克，黄柏 12 克，紫苏 15 克，炙紫菀 20 克，法半夏 12 克，蒲公英 30 克，夏枯草 20 克，石菖蒲 10 克，黄连 10 克。

11 月 8 日二诊：服前方 3 剂后，小便不再自遗，嘱其再服 2 剂巩固。

阴囊湿痒

黄某，男，65 岁，2009 年 11 月 12 日初诊。

患者阴囊潮湿且发痒，舌苔较黄腻。此为下焦湿热所致。

方药：防风 25 克，苦参 20 克，蛇床子 30 克，覆盆子 20 克，菟丝子 25 克，车前子 20 克，白鲜皮 30 克，黄柏 15 克，白芷 15 克，五加皮 30 克，五味子 12 克。

11 月 15 日二诊：患者复诊，诉上方仅服 1 剂，阴囊湿痒已大为减轻。目前阴囊已不潮湿，仅阴茎内略痒，舌苔略黄腻。我仍转前方 1 剂予之。本方为五子饮加味，并重用蛇床子。这是喻洁仁先生的经验。

血证

案 1 张某，男，55 岁，2010 年 12 月 28 日初诊。

患者咳痰，痰中带血，左侧胸部疼痛。咳血一般多由热重所致，故治以清热凉血止血。

方药：生地黄 25 克，麦冬 25 克，炒栀子 15 克，炒蒲黄 15 克，炒藕节 50 克，炒侧柏叶 30 克，血余炭 15 克，炙紫菀 25 克，杏仁 20 克，仙鹤草 30 克，鱼腥草 30 克，丝瓜络 15 克，沙参 30 克，阿胶珠 20 克，炙枇杷叶 30 克，2 剂。

2011 年 1 月 3 日二诊：患者诉咳血止，但仍咳喘，痰多难出，兼哮，两侧头胀。继拟止咳平喘。

方药：桑白皮 30 克，沙参 30 克，杏仁 20 克，麦冬 25 克，炙紫菀 30 克，石决明 25 克，浙贝 20 克，瓜壳 20 克，炒苏子 25 克，蝉蜕 15 克，炙枇杷叶 30 克，北五味子 12 克，仙鹤草 30 克，丝瓜络 15 克，生地黄 20 克，藕节 30 克，2 剂。

案 2 李某，男，35 岁。

患者诉几天来大便出血较多，色鲜红。平时有饮酒、吸烟的习惯。查舌边红，苔黄腻。辨证：因饮酒滋生湿热，犯血妄行。

方药：生地黄 50 克（一半炒用），炒栀子 15 克，炒丹皮 15 克，炒地榆 20 克，槐花 15 克，黄柏 15 克，侧柏叶 30 克，枯芩 20 克，桑叶 15 克，仙鹤草 30 克，藕节 50 克，白芍 25 克，黄连 12 克。

二诊时患者诉解大便已未见血，但视其舌边尚红，苔黄腻。

仍守上方，去侧柏叶、仙鹤草，加芦根 25 克，柴胡 10 克，川木通 15 克。

身软

程某，女，43 岁，2014 年 8 月 21 日初诊。

自诉身软，兼有头侧略痛、口稍苦、脉稍滑等症状。患者问我："是否因为缺钙而需购买钙片？"我答："身软属于风，口苦、脉滑属于有痰热。"治法：平肝息风、化痰清肝热。

方药：防风 30 克，僵蚕 15 克，桑寄生 25 克，钩藤 30 克，石决明 25 克，龙骨 30 克，胆南星 15 克，白术 15 克，黄连 10 克，胆草 12 克，夏枯草 25 克，滁菊 15 克，陈皮 10 克，车前子 15 克。

8 月 25 日二诊：诉身软减轻，口尚苦，脉稍滑。

方药：防风 30 克，僵蚕 15 克，桑寄生 30 克，钩藤 30 克，石决明 25 克，龙骨 30 克，白术 15 克，胆南星 15 克，黄连 12 克，胆草 12 克，夏枯草 25 克，车前子 15 克，陈皮 10 克，滁菊 20 克，葛根 20 克，柴胡 10 克。

治疗之后，身软得愈。

痹证

案 1 李某，女，30 余岁，搬运工，1983 年 7 月 6 日初诊。

患者体胖，有膝痛史。数日前在劳动中，左膝被货物压伤，自觉疼痛，虽经数次治疗，但仅按跌打损伤医治，所服皆百宝丹等活血化瘀药，然终未见愈。目前仍左膝痛，不能弯曲，下坡及解便皆甚困难，甚至需人扶助。我诊其脉弱，面唇及指甲皆白，舌质略淡，苔白，明显属血虚，肝血虚不能养筋，且因劳动时扛包，勉强用力而伤肝，此血虚膝痛也，岂可一味按跌打损伤治，难怪不效。今改用养肝肾、益气血为主治之，略佐散寒祛风湿之药。

方药：黄芪 30 克，当归 20 克，独活 15 克，细辛 10 克，肉桂

12 克，熟地 30 克，枣皮 15 克，怀牛膝 15 克，续断 15 克，菊花 20 克，五加皮 15 克，萆薢 12 克，法半夏 15 克，茯苓 15 克，陈皮 12 克，防风 15 克。

7 月 9 日二诊：患者来复诊，诉膝痛已减轻，可以下蹲。

案 2 邬某，男，65 岁，2004 年 5 月 6 日初诊。

患者诉左侧胸骨上部刺痛，右手肘关节亦痛，右耳后有一小包压痛，口渴，口臭，时欲干呕，小便黄，近月来睡眠欠佳，舌苔黄稍腻，右脉弦滑，左略滑数。辨证：口臭、口渴为胃热重；干呕者，胃热上冲也；脉滑主痰，痰与热合，阻于经络，气血失于流通，故胸骨、右肘关节及耳后小包疼痛。治法：清热豁痰，活血通络。

方药：法半夏 15 克，云苓 15 克，黄连 10 克，竹茹 15 克，枳壳 15 克，瓜蒌仁 20 克，丹参 25 克，夏枯草 25 克，生石膏 30 克，胆南星 15 克，黄柏 15 克，生地黄 20 克，炒苏子 20 克，玄参 20 克，花粉 25 克，丝瓜络 6 克，3 剂。

5 月 31 日二诊：患者左侧胸骨疼痛减轻，右肘已不痛，右耳后小包稍缩小，已不干呕，但仍咯痰多（这是驱邪外出之象），舌苔已不腻。继用上方加芒硝 15 克。

案 3 卿某，女，60 岁，2013 年 6 月 2 日初诊。

患者尾椎以下及大腿僵硬疼痛，兼有失眠，口干，舌净少苔。辨证：此为风寒所致之痹证，僵为有风，疼为有寒，而口干、苔少、舌净则有阴虚之象。治法：补肾祛风寒，佐养阴安神。

方药：杜仲 20 克，怀牛膝 20 克，五加皮 20 克，丹参 20 克，北细辛 10 克，萆薢 12 克，杭菊 20 克，生地黄 20 克，怀山药 25 克，百合 25 克，炒枣仁 30 克，桑枝 25 克，桑寄生 20 克，南沙参 30 克。

6 月 4 日二诊：患者大腿僵硬疼痛及失眠均好转，舌仍乏苔。原方继进，上方去桑枝，加枣皮 15 克，麦冬 25 克。

四肢软

刘某，女，51 岁，2015 年 2 月 25 日初诊。

患者四肢软，头略晕痛，无法站立，疲倦欲睡，心悸，身体僵硬，尾椎痛，肛门处有火辣感，有痔疮，时有足转筋，足痒，小腹隐痛，胃稍胀，嗳气，食减少，略咯痰，面色青显著。辨证：面青、肢软、头晕、足痒等症皆属风象，兼有寒湿及心气虚。治法：祛风湿，散寒，补心气。

方药：防风 25 克，僵蚕 15 克，枳壳 15 克，瓜蒌仁 20 克，陈皮 10 克，羌活 12 克，杜仲 25 克，石菖蒲 10 克，木瓜 20 克，藿香 20 克，葛根 30 克，白芍 20 克，麦冬 20 克，神曲 25 克，南沙参 30 克，北五味子 15 克，炙甘草 10 克。

2 月 28 日二诊：患者自言吃 1 次浑身放松 1 次，现在足底有力了，精神转好了，不像原先那么想睡了，诸症均有所减轻。于是我将原方去藿香、神曲，加黄连、蒲公英、夏枯草。

手掌发黄

赵某，女，59 岁，2012 年 6 月 15 日初诊。

患者双手掌发黄，四肢湿疹略痒，口腔时发溃疡，略咳。辨证：湿热蕴积发黄。治法：清化湿热。

方药：黄柏 15 克，苦参 20 克，炒栀子 15 克，茵陈蒿 20 克，白芷 12 克，防风 20 克，僵蚕 15 克，白鲜皮 30 克，柴胡 10 克，赤芍 20 克，藿香 15 克，独活 20 克，怀牛膝 20 克，银花 20 克，连翘 15 克，2 剂。

7 月 9 日二诊：患者手掌已不发黄，舌尖仍有溃疡，口臭，面部褐斑较深，舌苔白腻。仍拟前方加减予之，以收全功。

困倦

高某，男，48 岁，2015 年 1 月 24 日初诊。

患者诉困倦，整日似睡不醒，头皮触痛，咯痰，口干不欲饮，味淡且流涎，牙龈略肿。辨证：脾主湿，痰湿困脾，故多睡而倦怠。治法：化湿醒脾，佐清胃热。

方药： 防风15克，石菖蒲10克，瓜蒌仁20克，黄连12克，胆南星15克，丹皮15克，生石膏30克，蜂房12克，生地黄20克，连翘20克，桔梗20克，紫丹参20克，丝瓜络15克，枳壳15克，炙枇杷叶30克。

1月27日二诊：上症均有好转，目前喉间尚有痰，后项发小疖赤痛，继续用前方加银花20克予之。

汗证

赵某，女，78岁，2014年12月2日初诊。

患者近1月来自汗，每日出二三次，伴心慌，背心发热，双手脉滑数。辨证：汗为心液，此心气虚而夹痰热也。治法：化痰清热敛汗。

方药： 前胡20克，瓜蒌仁20克，法半夏12克，胆南星15克，桑叶20克，枯芩15克，竹茹20克，紫丹参20克，炙紫菀20克，麻黄根15克，浮小麦30克，知母15克，忍冬藤30克，龙骨30克，牡蛎30克，丝瓜络15克。

12月6日二诊：上方服1剂，饮食增加，自汗亦减少，但小便频数，睡眠差，不渴，双手脉仍滑数，左手尤明显。

方药： 前方去浮小麦、麻黄根、桑叶、忍冬藤，加安神补肾之酸枣仁25克，北五味子15克，苏子25克，夏枯草30克，菟丝子25克，2剂。

鼾证

案1 张某，女，22岁，2014年11月7日初诊。

患者打鼾，睡眠时多梦，时有痛经，舌稍淡。B超查左附件囊性占位。辨证：痰多阻肺，呼吸不顺，故打鼾。治法：豁痰宣肺通络。

方药： 南沙参 25 克，柴胡 10 克，瓜蒌仁 20 克，紫丹参 15 克，陈皮 8 克，香附 15 克，紫苏 15 克，浙贝 15 克，牡蛎 25 克，白芍 20 克，夏枯草 30 克，当归 25 克，云苓 15 克，炒枣仁 25 克，炙甘草 10 克，丝瓜络 10 克，2 剂。

12 月 5 日二诊：诉打鼾减轻，足底酸，晚间睡眠时身体发烫。

方药： 杜仲 25 克，怀牛膝 20 克，瓜蒌仁 20 克，石菖蒲 8 克，浙贝 15 克，白芍 20 克，南沙参 25 克，当归 20 克，柴胡 10 克，防风 20 克，夏枯草 30 克，青葙子 12 克，枯芩 15 克，牡蛎 25 克，2 剂。

12 月 26 日三诊：诉诸症减轻，目前仅觉左少腹略痛。上方加炙甘草 10 克。

2015 年 1 月 12 日四诊：患者已不打鼾，仅半夜时微出汗，舌质偏淡。拟上方去牛膝、石菖蒲、青葙子、枯芩，加龙骨 30 克，浮小麦 30 克，白术 12 克，云苓 15 克，3 剂。

案 2 倪某，女，42 岁，2014 年 10 月 2 日初诊。

患者打鼾重，体胖（体重 140 斤），时觉头晕耳鸣，心慌，多梦，舌苔白。辨证：胖人多痰湿，因痰湿而生风，故有以上诸症。治法：豁痰降气，宣肺息风。

方药： 磁石 30 克，蝉蜕 15 克，法半夏 20 克，陈皮 12 克，僵蚕 15 克，云苓 20 克，紫苏 15 克，紫丹参 20 克，竹茹 15 克，胆南星 15 克，石菖蒲 10 克，苏子 20 克，珍珠母 30 克，黄连 12 克，夏枯草 25 克，生姜 3 片，2 剂。

10 月 30 日二诊：患者打鼾减轻，胸闷、耳鸣亦减。患者说，仅服 2 次药即觉效佳，人浑身舒爽，好转了约半个月。因工作忙，近日又有点发作，症见头晕，干呕，伴心慌，多梦，舌苔白略腻。

方药： 法半夏 25 克，云苓 20 克，陈皮 2 克，僵蚕 15 克，胆南星 15 克，紫丹参 20 克，紫苏 25 克，黄连 12 克，磁石 30 克，竹茹 20 克，石菖蒲 10 克，珍珠母 30 克，夏枯草 30 克，生石膏 30 克，蝉蜕15克，苏子25克，生姜3片，2剂。

11月9日三诊：患者诉服药时症状缓解，停药后遇冷又发心慌，且略胸闷、耳鸣。予前方去生石膏，加山楂15克，2剂。

体胖之人，多偏于阳气虚，故在受冷时易发病。治疗时应注重温阳益气，化痰除湿。

手掌脱皮

谢某，男，22岁，2014年11月24日初诊。

患者每年冬季则手掌红赤脱皮，以右手明显。辨证：血热且燥，不能滋养肌肤。治法：凉血清热祛风。

方药：生地黄20克，赤芍20克，紫丹参20克，乌梢蛇20克，防风25克，白鲜皮25克，紫草15克，丹皮15克，桃仁12克，红花6克，刺蒺藜15克，生何首乌25克，当归15克，桑白皮20克，银花20克，丝瓜络12克，2剂。

12月1日二诊：手掌红赤脱皮好转，但手掌仍较红。拟上方加蒲公英15克，忍冬藤25克，2剂。

疝气

古某，男，78岁，2012年1月8日初诊。

诉患左下腹疝气，略坠胀，人不舒爽，睡眠不好，略咳，舌苔较白黄腻。《医宗金鉴》云："经云任脉结七疝，子和七疝主于肝。"此证多为任脉或足厥阴肝经有寒湿滞于经络，兼有痰阻。

方药：黄柏15克，法半夏15克，柴胡10克，台乌20克，川楝子12克，小茴香12克，橘核15克，荔枝核20克，紫菀25克，广木香12克，夏枯草30克，枯苓20克，杏仁15克，浙贝母20克，炒白芍20克，夜交藤30克。

1月11日二诊：诉疝气缓解，小便频亦减。

方药：黄柏15克，台乌20克，小茴香12克，川楝子12克，荔枝核 20 克，海藻 30 克，夏枯草 30 克，瓜蒌仁 20 克，浙贝母 20 克，炒白芍 20 克，橘核 15 克，广木香 12 克，枯芩 15 克，柴胡 10 克，夜交藤 30 克。

1 月 13 日三诊：诉行走时腹部已不坠胀，但尚不能跳舞（患者平时喜欢跳舞），舌苔白稍黄，脉略数。

方药：橘核 15 克，荔枝核 20 克，小茴香 12 克，夏枯草 30 克，川楝子 12 克，乌药 20 克，黄柏 15 克，浙贝母 20 克，广木香 10 克，炒白芍 20 克，枯芩 15 克，柴胡 10 克，海藻 30 克，夜交藤 30 克，炒瓜蒌仁 20 克。

邹润安曰："疝瘕者，涎唾自心胸阻任脉之行也。"又《本经》云贝母"主邪气疝瘕"。故我在上方中用了贝母。

痘疮

小女磬萱，于 2011 年 2 月 16 日下班回家后开始发烧，身躯及头面渐发出水痘，马上给予煎服清热解毒、凉血排脓的中药。中药处方为：银花 25 克，板蓝根 20 克，桔梗 15 克，连翘 15 克，玄参 15 克，麦门冬 20 克，蒲公英 30 克，鱼腥草 30 克，薄荷 10 克，芦根 20 克，炒牛蒡子 15 克，生石膏 30 克，穿心莲 12 克，淡竹叶 10 克。同时加服六神丸。当晚小女出现烦躁不宁，次日起就高热，伴头痛、咽喉痛，水痘越发越多，尤其是脸面部（鼻孔旁、眉端、前额、头侧）及头发内。水痘很快就有些浑浊并化脓，周围红赤，口腔内及舌下亦起疱，不能进食，只能卧床，导致背部的水疱被擦破。2 月 17 日下午送小女到市第一医院就诊，西医也诊为水痘，予输注头孢类抗生素及阿昔洛韦等。治疗两三天后，我发现小女头发内的皮肤中也长了不下 10 余个的脓疱疮，有的已溃破，头发被脓汁粘住。这属于水痘继发感染，几乎每一个水疱中间都包裹有脓汁。我担心热毒继续扩散，如内陷心包可引起其他变证，或似于疔疮走黄一类。故继续服以下中药：银花 30 克，蒲公英 30 克，水牛角 30

克，桔梗 12 克，紫花地丁 30 克，板蓝根 30 克，鱼腥草 30 克，山豆根 10 克，射干 15 克，炒牛蒡子 15 克，玄参 25 克，生甘草 10 克，麦门冬 30 克，生石膏 30 克，薏苡仁 20 克。连服中药 4 剂及输液 4 天后，小女的病情才渐好转，退了烧，脓疱渐结痂脱屑。但可能是由于热盛伤阴，又接连出现两三天盗汗。至 2 月 25 日，发病第 9 天，小女头面的痘疮尚未褪尽，头皮痒，舌质仍红。故继续用清热解毒及养阴药，处方：银花 20 克，连翘 15 克，麦门冬 20 克，桔梗 15 克，蒲公英 30 克，百合 25 克，生地黄 20 克，赤芍 15 克，浙贝母 12 克，花粉 15 克，玄参 15 克，蝉衣 10 克，野菊花 15 克。

此证幸治疗得当，终获痊愈。

疹

案 1 贾某，男，67 岁，2011 年 7 月 21 日初诊。

患者双手掌湿疹复发，瘙痒，咽痒，舌尖偏红乏苔，右脉滑数。辨证：痒者扬也，风邪自寻出路也。前贤云：湿则伤肾，肾不养肝，肝自生风，风盛则痒。治法：宜清湿热，祛风，解毒。

方药： 苦参 20 克，黄柏 10 克，炒栀子 10 克，白鲜皮 20 克，桑枝 20 克，蝉蜕 15 克，生地黄 20 克，赤芍 15 克，防风 15 克，银花 40 克（一半炒用），炒荆芥 15 克，麦冬 15 克，炙枇杷叶 20 克，香橼 15 克。

本方服 2 剂后，湿疹基本得愈。诸痛疮痒皆属于心，故方中用了栀子；又银花、荆芥需炒黑者，以能入血分也；银花只炒一半者，半生半熟，取调和阴阳之意也。

案 2 林某，女，50 岁，2012 年 6 月 15 日初诊。

患者口腔内黏膜有小疹凸起较多，甚不舒，胃略痞胀，嗳气，泛酸。辨证：脾胃郁热化毒成疹。治法：清热解毒。

方药： 黄连 15 克，吴茱萸 3 克，郁金 20 克，枳壳 20 克，柴胡 10 克，蒲公英 30 克，夏枯草 30 克，露蜂房 12 克，浙贝 15 克，忍冬藤 30 克，白鲜皮 25 克，炙枇杷叶 30 克，神曲 20 克。

6 月 22 日二诊：口腔内小疹消减，再转上方 1 剂。

湿毒疮

钟某，男，58 岁，2013 年 5 月 31 日初诊。

患者全身发湿热疮，有的已溃，赤痒，搔抓后流有黄水，兼咯痰。辨证：湿热蕴久成毒，侵入血脉，化为疮疡；风盛则痒，湿盛则出黄水。治法：清湿热，祛风，解毒。

方药：生地黄 30 克，丹皮 20 克，赤芍 20 克，蒲公英 30 克，连翘 20 克，升麻 12 克，黄连 15 克，苦参 30 克，紫花地丁 30 克，防风 20 克，夏枯草 30 克，桑枝 30 克，银花 80 克（一半炒用），炒荆芥 20 克，浙贝 20 克，皂角刺 20 克，黄柏 15 克。

外洗方：苦参 60 克，大黄 50 克，蒲公英 100 克，黄柏 30 克，白矾 25 克，煎水洗澡。

患者前后三诊，均以上方加减，内外并治，全身湿毒疮逐渐痊愈而痒止。

带下症

杨某，女，41 岁，2012 年 10 月 12 日初诊。

患者白带量多，兼腰痛，胃痛，口臭，口苦，月经周期经常提前，约半月左右即来，持续 1 周，经色略黑，面青，舌偏红。辨证：肝胃湿热，肝木犯胃，脾肾两虚。治法：清化湿热，佐健脾固摄。方用张锡纯的清带汤合益黄散加减。

方药：黄连 12 克，炒栀子 15 克，黄芪 20 克，白术 12 克，藿香 15 克，海螵蛸 15 克，茜草 10 克，白芍 15 克，生地黄 20 克，续断 15 克，生石膏 30 克，蒲公英 25 克，夏枯草 25 克，生龙骨 25 克，生牡蛎 25 克。

10 月 15 日二诊：上方服 1 剂，诸症减轻，但仍口臭，舌偏红，继拟前方加减 2 剂予之。

小儿夜哭

案 1　肖某，女，27 天，2010 年 2 月 26 日初诊。

患儿夜睡不宁，时时哭吵，大便臭且黄，带涎沫，努挣方出，略厌食奶。辨证：大肠有湿热，故大便黄且带涎，并需努挣方出；腹中不舒，故夜睡不宁。治法：清大肠湿热，兼祛肝风。

方药：忍冬藤 10 克，麦冬 10 克，黄连 5 克，枯芩 8 克，炒枳壳 6 克，僵蚕 8 克，钩藤 15 克，炒白芍 8 克，连翘 8 克，芦根 12 克，前胡 10 克，炙甘草 5 克。

患儿服上方 1 剂即愈。

案 2　李某，男，1 岁，2014 年 11 月 20 日初诊。

患儿不思食，夜间哭吵，略咳，流清鼻涕。辨证：饮食伤胃，胃中不和，故哭吵、不思食；肺感风寒，故流清涕、略咳。治法：消食和胃健脾，兼祛风寒。

方药：紫苏 10 克，神曲 20 克，鸡内金 10 克，炒麦芽 20 克，麦冬 15 克，陈皮 6 克，藿香 10 克，防风 12 克，怀山药 20 克，白术 12 克，炙紫菀 15 克，炙甘草 10 克，桔梗 12 克。

11 月 23 日二诊：患儿饮食增加，面有笑容，不再哭吵，尚有清涕，舌淡白，再予前方 1 剂。

视力模糊

张某，男，54 岁，2011 年 7 月 14 日初诊。

患者双眼患白内障，视力不清，略咳，易饥，舌略暗红，脉略弦数。辨证：肝胃郁热，化风上扰，伤及血分，血不养肝，肝开窍于目，故视不明。治法：清肝、凉血、息风。

方药：生地黄 20 克，赤芍 15 克，枯芩 15 克，黄连 12 克，藕节 30 克，石决明 25 克，桑叶 20 克，杭菊 20 克，夏枯草 25 克，蝉蜕15克，连翘15克，车前子15克，炙紫菀20克，炙枇杷叶30克。

7月17日二诊：视物较前清晰，舌红，脉稍弦。

方药：生地黄20克，赤芍15克，枯芩15克，黄连12克，石决明25克，桑叶20克，杭菊20克，夏枯草25克，蝉蜕15克，车前子15克，银花20克，胆草12克，柴胡10克，防风15克，丝瓜络15克。

7月19日三诊：视力好转，舌红，苔略黄，脉弦数。继续清肝之郁热。

方药：桑叶15克，车前子15克，胆草12克，银花15克，防风15克，赤芍15克，生地黄20克，杭菊15克，枯芩15克，黄连12克，柴胡10克，蝉蜕15克，石决明25克，夏枯草20克，丝瓜络12克，2剂。

鼻干痛

王某，女，37岁，2013年5月10日初诊。

患者诉鼻干，略辣痛，喉中有痰，声音沙哑，月经量少，时有头晕及手颤。辨证：肺热夹风痰，故鼻干痛及声音沙哑；兼有血虚，故月经量少。治法：清肺热，祛风化痰，佐养肺阴。

方药：桑叶20克，炒栀子12克，枇杷叶25克，麦冬20克，瓜壳20克，川木通12克，炙紫菀20克，蒲公英20克，枳壳12克，桔梗12克，夏枯草20克，玄参20克，沙参25克，防风15克，炙甘草10克。

二、三诊时因患者晚上口咽干燥、舌苔少，故上方去桑叶、炒栀子、瓜壳、木通、防风、枳壳，加百合、生地黄、怀山药、蝉蜕、淡竹叶等。

5月19日四诊：喉间痰涎已减少，鼻内辣痛减轻，仅略鼻塞，时咽痒。表明患者肺燥尚存。

方药：升麻10克，蝉蜕15克，瓜壳20克，炒牛蒡子15克，北细辛 8 克，百合 25 克，丝瓜络 15 克，炙紫菀 20 克，麦冬 20 克，枇杷叶 30 克，白芍 20 克，玄参 20 克，沙参 30 克，桔梗 12 克，蒲公英 25 克。

5 月 22 日五诊：患者鼻中辣痛大大减轻，胃略胀，口略干苦。上方去百合、玄参、桔梗、紫菀，加黄连、夏枯草、柴胡。

舌肿痛

黄某，女，82 岁。

患者舌肿痛甚，言语不便，兼有头晕，胃痞胀，便秘，痔疮痛，舌边深红，舌苔黄厚腻，右脉弦，左脉滑。患者虽已年高，但体质较好，说话时中气十足，声音响亮，能单独一人步行到诊所求治。患者病情属于实证，乃一派湿热壅阻血脉之象，故宜用清化湿热兼凉血解毒法治之。

方药：芦根 30 克，生地黄 30 克，枯芩 20 克，川木通 15 克，赤芍 20 克，黄连 15 克，丹皮 15 克，水牛角 30 克，生石膏 30 克，蒲公英 30 克，紫花地丁 30 克，夏枯草 30 克，薏苡仁 30 克，炒瓜蒌仁 20 克。

患者仅就诊 1 次，上方服完 2 剂后即痊愈。

牙痛

案 1 郑某，男，67 岁，2007 年 10 月 2 日初诊。

患者牙痛甚，喜冷饮，舌尖红，脉数。

方药：生地黄 25 克，丹皮 20 克，玄参 20 克，生石膏 50 克，牛膝 20 克，露蜂房 12 克，麦冬 20 克，地骨皮 20 克，黄连 15 克，僵蚕 12 克，细辛 8 克，炙枇杷叶 25 克，夏枯草 20 克。

患者只服药 1 次后牙痛即减轻。

案 2 邱某，男，75 岁，2007 年 5 月 22 日初诊。

患者右侧牙痛，面肿，兼咳嗽，口涎。

方药：芦根 30 克，生石膏 30 克，薄荷 10 克，杏仁 15 克，玄参 20 克，露蜂房 15 克，细辛 10 克，黄连 10 克，麦冬 30 克，夏枯草 30 克，生地黄 25 克，炙紫菀 20 克，蒲公英 30 克，炙枇杷叶 30 克。

5 月 24 日二诊：患者右侧面颊肿胀及牙痛消减大半，目前仅觉黎明前胃略胀痛，口涩，眼涩，舌苔白略腻。继拟调理肠胃，将上方去石膏、薄荷、杏仁、玄参、蜂房、生地黄、细辛，加郁金、茵陈、佛手、枳壳。

牙痛多与手足阳明经及肾有关。第一例中患者舌尖红，喜冷饮，故重用黄连及生石膏以清心胃之火，还加了凉血、清虚热的丹皮、地骨皮。第二例病情较第一例重些，除面肿外，还有咳嗽，故加了杏仁、紫菀、薄荷、芦根、蒲公英。此两方中共同的药物是生地黄、玄参、露蜂房、细辛、黄连、生石膏、夏枯草、麦冬，它们实为治风火牙痛之要药，屡用有效。

案 3 陈某，男，60 岁，2003 年 10 月 25 日初诊。

患者左侧下部牙尽处疼痛（牙已拔），口干，时咯痰，右脉略滑数，左兼弦。辨证：脉数、口干为有热；弦滑为有风痰；牙齿属肾，肝肾风火上冲，故齿疼。治法：清肝肾虚热，佐祛风痰。

方药：生石膏 40 克，玄参 20 克，生地黄 25 克，黄连 10 克，夏枯草 30 克，地骨皮 30 克，露蜂房 15 克，白芷 12 克，牛膝 25 克，胆南星 15 克，僵蚕 15 克，细辛 12 克，丝瓜络 8 克。

10 月 28 日二诊：牙痛已愈，再以本方 1 剂稍减量予之。

音哑

案 1 黄某，男，78 岁，2007 年 7 月 12 日初诊。

患者音哑，咽喉略痒痛，便秘，舌苔较黄腻。辨证：风热闭窍，肺失宣达，兼有湿热。治法：宣肺利窍，兼清湿热。

处方：杏仁 15 克，桔梗 15 克，枯芩 20 克，蝉蜕 15 克，炙紫菀 20 克，鱼腥草 30 克，瓜蒌仁 25 克，胖大海 15 克，玄参 20 克，炙枇杷叶 30 克，薄荷 10 克，芦根 20 克，丝瓜络 10 克，炙甘草 10 克。

本方服 2 剂后，病愈。

案 2 吴某，男，86 岁，2010 年 5 月 24 日初诊。

患者声音沙哑约 10 日，稍咳，痰稠难出，大便稍结，舌偏红，苔薄黄。辨证：风热失宣，痰阻肺络。治法：宣肺化痰开窍。

方药： 鱼腥草 30 克，麦冬 30 克，玄参 25 克，薄荷 10 克（后下），连翘 20 克，丝瓜络 15 克，生石膏 40 克，炙麻黄 3 克，沙参 30 克，炙枇杷叶 30 克，杏仁 20 克，蝉蜕 20 克，胖大海 15 克，桔梗 15 克，炙甘草 10 克。

5 月 27 日二诊：患者音稍扬，痰略能咳出，舌仍偏红，有少许苔。

方药： 百合 30 克，沙参 30 克，生地黄 25 克，知母 20 克，川贝母 10 克，炙紫菀 20 克，麦冬 30 克，桔梗 15 克，瓜壳 25 克，蝉蜕 20 克，银花 20 克，炙甘草 10 克，丝瓜络 15 克，胖大海 15 克，薄荷 10 克。

5 月 30 日三诊：患者音哑大为好转，仅大声说话时声音略沙，舌仍红，少苔。继拟清养肺阴治之。

方药： 百合 30 克，生地黄 25 克，麦冬 30 克，瓜壳 25 克，蝉蜕 20 克，银花 20 克，桔梗 15 克，玄参 15 克，胖大海 15 克，沙参 30 克，丝瓜络 15 克，知母 15 克，川贝母 10 克，炙紫菀 20 克，炙甘草 10 克。

此患者肺为燥热所伤，故治宜养阴润燥、宣肺化痰开窍，共服中药 5 剂而痊愈。

医论医话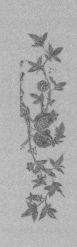

论小儿痰热与手心烧

我通过临床实践发现，盖小儿病之由饮食者，往往胃气偏盛而生热，一方面胃病影响及肺，故易生痰热；另一方面胃络外循于手脚心，故有手心烧，甚则手足心烧的症状。诚如《脉确》所说，"食积胃，胃生热，胃热上熏，则包络与心肺皆热。包络之脉入掌中，肺脉行其前，心脉行其后，故掌中亦热。经所谓掌中热者腹中热是也。"对此，我采用下气、开痰、清热之法，拟"手足心烧火热方"加减治之，疗效尚称满意。

手足心烧火热方的药物组成是：前胡、白前、枳实、瓜蒌、生姜、青葙子、半夏、麦冬、黄芩、吴萸、淡竹叶。

兹举治验两例：

一、陈某，男，5 个月。

咳嗽已数日，喉间有痰音，时咯痰而不能吐出，食纳减少，兼有手心烧，口渴，夜半亦需饮水，口中流涎，溺黄，指纹紫。此为肺胃痰热，气失宣达。

方药：前胡 6 克，白前 5 克，枳壳 3 克，瓜壳 8 克，青葙子 3 克，法夏 5 克，麦冬 10 克，枯芩 6 克，淡竹叶 6 克，连翘 6 克。

服 1 剂后，患儿咳嗽及手心烧等症俱减轻，续服 2 剂得愈。

二、陈某，女，4岁。

咳嗽已20余日，多方治之未愈。曾服过小青龙汤、六君子汤加消食、止咳药，以及鱼腥草炖猪心、肺等。目前患儿仍然一咳嗽即呕吐食物，且略有气促，手足心烧，脉滑数而痰多。此属痰热塞阻，肺气不宣，胃失和降。治以手足心烧火热方去生姜，加竹茹、杏仁、鲜银花藤等。

服1剂后，患儿即遍身出汗，吐痰甚多。续服数剂后，诸症大减。后以此方出入获愈。

三香汤加减治疗右胸胁痛

我近年来在临床上凡遇到右胸胁痛，每试用三香汤加减治之，疗效堪称满意。胁痛以右下为多，且多数兼有咳嗽症状，或自觉喉间有痰而不易咳出，或其他湿热见证。查其病因，多半属于湿热痰浊所致之机窍不灵和肺气不利。

"三香汤"方见《温病条辨·中焦篇》湿温证之第五十五条。原为治"湿热受自口鼻，由募原直走中道，不饥不食，机窍不灵"之"微苦微辛微寒兼芳香法"。方由瓜蒌皮、桔梗、降香末、黑山栀、枳壳、郁金、香豉组成。方中瓜蒌皮、桔梗、枳壳皆能宣肺理气、开窍祛痰，主胸胁痛；栀子、香豉调达上中二焦气机、泄热除烦利湿；郁金、降香降气、活血止痛。方中除降香性温，枳壳微温外，余俱偏凉，为苦降辛开、化浊开郁、清利湿热，兼化瘀活血的宣通之剂。

考胸胁痛的原因有多种，治疗法则亦不一。然古人如雷少逸等曾有"肝从左升，肺从右降"之说。《时方妙用》曰："一曰痰痛，即饮痛，脉滑，咳嗽，痛连胁下。"《内经·咳论》亦明确指出，"脾咳之状，咳则右胁下痛"。说明右胸胁痛胀，首先要考虑脾、胃、肺经的病变，也要注意肝胆之疾，而决不能仅仅认为是肝病。因为在脾胃为湿热所困的情况下，往往也会影响到肺气之宣达与通调，产生肺脾同病，导致胸胁右侧尤其是右胁下痛或胀。

前辈医家认为，胁痛当分左右，左属瘀血，右属痰气，治右宜控涎丹、十枣汤、枳橘散等祛痰化浊（《医宗金鉴·胸胁总括》）。我试用具有开郁化浊祛痰作用的三香汤，亦收到较好疗效。说明古人经验诚不欺我。兹举例如下：

例1 蔡某，男，21岁，1979年7月26日初诊。患者1周来右侧胸胁、背部如掌大一块热痛，不能靠椅，且该处局部多汗，洗澡后尤显，兼有咳嗽，吐稠痰，鼻涕亦稠，口渴，尿黄，便干，舌边尖红、根苔薄黄腻，脉濡数。证属湿热壅肺，肺气不利。拟三香汤去香豉、降香，加连翘、黄芩、杏仁、牛蒡子、浙贝母、竹茹等，2剂告愈。

例2 周某，男，38岁，1979年6月3日初诊。患者在负重情况下右侧胸胁被撞，自觉疼痛，影响呼吸，兼咳嗽有痰，有时不易咳出，口渴，尿黄，大便结燥，食纳较差，舌尖稍红、苔薄黄，脉数而略弦滑。平日嗜酒。服三香汤加减，2剂而愈。

浅议"化病气为生气"

邹润安曰："凡药所以致生气于病中，化病气为生气者也。"这句话，对于临床治病来说很有意义。它有三点应当弄明白：其一，所谓"化病气"的"化"字在中医治疗学中的含义；其二，何谓"生气"与"病气"；其三，如何"化病气为生气"。

"化"字的本义，一般是指变化、改变，此处可作"转化"解。《素问·五常政大论》云："化不可代，时不可违。""无代化，无违时，必养必和，待其来复。"由此可见，"化"是自然界包括人体本身所固有的一种机能和活动，物质世界都处在"化"中。"化"

有其自身的规律，它是依赖于阴阳的相互作用而得以实现的。人体的生、长、壮、老、已正是"化"的必然过程和结果。它不是药物或其他什么东西所能完全代替的。人体本身具有自我调节、自我更新、自我修复的能力，这是生命的根本特征。正如有学者指出，"疾病的向愈终归还得依靠人体本身的自愈能力"。这是决不应当忽视的，然而，医生能够用药物或其他方法（如针灸、按摩等）去参与人体内"化"的过程，在一定程度上使疾病得以向痊愈的方面转化。这个参与有时候是必要的和起相当作用的。因此。从这个意义上讲，我们可以这样认为，此所谓"化"，就是调理，就是借方药之力，触发机体内在的自我调节能力，以达到使机体向"阴阳自和"的方向转化而最终病愈。这也正如李冠仙在《知医必辨》中所说："善调理者，不过用药得宜，能助人生生之气。"这也正体现了中医治疗学的本质特征。

此所谓生生之气，也就是"生气"，指富有生命力之意。就药物而言，即指其固有的特异性或作用；就人体而言，乃指"阴平阳秘，精神乃治"，即"阴阳自和"的生命状态。邹润安说："盖凡阴阳相协，乃成生气。"而所谓"病气"，概言之，就是由于阴阳不相协，或阴阳不自和所导致的人体形态和功能的异常，它可以直接从疾病的各种症状中反映出来，无论患者或医生都能感受得到，并足以引起患者的重视而求诊。如畏寒、发烧、头痛、腹胀、便血、痉挛、身肿等。但我们仅仅从这些症状上来了解病气还很不够，我们更应该用分析病因、病机的专业语言来表述，这样才能为医者提供辨证用药的依据，才能有的放矢。正如邹润安在《本经疏证》中所分析的那样，他对许多"病气"的认识都上升到了理论的高度，因而他对许多药性的认识也都较他人深刻。如他认为，"血以热结不通，热以血阻更增者"为鳖甲主治；"络中泣涩断续"，或因跌仆损伤而致"心腹寒热洗洗，血积癥瘕"者，为䗪虫主治；因"中气不能自立"，"肠胃中冷，心腹鼓痛"，"脾胃虚弱，更触邪气"而致呕，或因"中宫溃败，上下不守"而吐痢，为人参主治；"脾之气结于中而为患于他处不一""土之不能防水"而致积聚、痈肿、黄疸、溺有余沥、泪出等，为苦参主治；"暴病正心火急疾赴之"，金疮肿，为甘草主治；"五脏之移热于肠胃而令九窍为病，且其热必虚而夹湿"者，为黄柏主治；等等。以上说明，凡药皆有其相对应的病机。临床上我们只要抓住了各种"病气"中所包含的病机及与其相对应的治疗药物，就能正确地选药组方，也才能谈化除"病气"的问题。

"化病气为生气"绝不是什么无稽之谈，以下再以邹润安对菊花、蛇床子和瓜瓣的疏解为例来加以说明，或可见其端倪。

菊花，《本经》谓其"主恶风湿痹"，何故？邹润安曰："菊之苗，烈日暴之则萎，潦水渍之则萎；最喜风为之疏荡，湿为之滋养，则谓其能使风与湿之相侵者反成相养，不可欤？"此乃菊花之所以能疏风热，解疔毒，养肝明目，化除头晕、头痛、目赤、疔肿等"病气"之由来。

蛇床子，"生阴湿地而得芬芳燥烈之性味，是为于湿中钟风化，能于湿中行风化。则向所谓湿者，已随风气鼓荡而化津化液矣"。故《本经》称该药所主为男子阴痿湿痒，妇人阴中肿痛，以及肌肉中湿痹，且能利关节，已恶疮。又其尚能治癫痫者，乃癫痫虽属风病，但其风因痰而生，蛇床子芬芳燥烈，能鼓荡湿气化津化液，故可将此痰此风变为氤氲流行之生气。

瓜瓣即冬瓜仁，《金匮》治腹裹脓血之肿痛，《千金方》治咳吐脓血之肺痈。"盖瓜之中裹大津液为瓤，子即依于瓤内；瓤善溃烂，子终不因之烂。则其能于腐败之中自全生气，即善于气血腐败之中全人生气矣"。

以上举例皆说明，"万物皆得一气化"，人体亦然，药物亦然。所有药物的"生气"正是它适应于自然界，得以繁衍生存的基础。我们医生的任务就是要探究和利用这一"生气"，充分发挥其"致生气于病中"的作用。

这里，我要强调指出，每一个人都内藏化解疾病、保持健康的神机。医生的任务只是用药物或其他方法促进其调理，促进其转化，使"失和"的生命过程转向和谐。这就是中医治病的出发点。张仲景就是一个善于"化病气为生气"的大师。

试论通法

何谓通法？ 凡是通过正确的辨证施治，使人体五脏元真通畅，气机升降复常，气血调和敷布，邪气散解，积滞化除者，皆可谓之。它是融汇贯穿于八法之中的，是具有更广泛的包容性和指导性的一个法则。应该说，它高于八法，八法都应当体现出"通"的共性。如果八法不能体现出"通"的共性，那它就失去了其治疗的意义。

《易经》云："天行健，君子以自强不息。"在自然界，流通是永恒的，人的生命亦然。对疾病的治疗，同样也应该贯彻这一基本精神。不论何种具体的治疗方法，其目的都只有一个，那就是促进、维护或修复这一流通的过程，使五脏元真通畅，使气机升降复常。

何谓"通"？《易经》认为，"往来不穷谓之通"，"推而行之谓之通"，"穷则变，变则通，通则久"，"舟楫之利，以济不通，致远以利天下"。又云："往者屈也，来者信也，屈信相感而利生焉。"由此可见，流通所带来的利益早在两千多年前的《易经》就已为我们指明。作为中医学经典的《内经》一书，正是受到了《易经》哲学思想的深刻影响。书中在阐述人体的生理、病理、病证和治法时，有许多关于"通"与"不通"的论述，充分反映了其以"通"为常，以"通"为贵，以"不通"为病的观点，并提出了"结者散之，留者攻之，逸者行之，客者除之"和"开鬼门，洁净腑""去宛陈莝"等治法，从而给后世医家深刻的启示，也给通法在临床上的应用奠定了深厚的理论基础。

临床上属于"不通"的症状或病证颇多，如痹证、痛证、郁证、癃闭、积聚、癥瘕、便秘、淋证、鼻衄、痰涎浊带等，几乎存在于临床的各科疾病中。因而通法的应用就显得十分必要和带有普遍意义。从某种意义上讲，不通之候往往是因为不调，因不调而导致不通。所以，调之即所以通之，"调"即含有"通"的意义。就此而言，通法的应用就更加广泛，可以说，各种具体的治法都直接或间接地起到了"通"的作用。

"通"什么？ 气、血、营、卫、食积、痰涎、机窍、二便等，皆在可通的范围。叶天士说："通字须究气血阴阳，便是看诊要旨矣。"调气以和血，调血以和气，通也；上逆者使之下行，中结者使之旁达，亦通也；邪郁者疏之使通，浊聚者泄之使通，络阻者辛以通之，寒袭者温以散之，皆通也。叶天士本人就是一个重视运用通法治病的代表，在其诸多病案中都充分体现了"百病宜通"的治疗学思想。他将通阳泄浊法、泄肝通胃法、通补阳明法等用于治疗胸痹、肿胀、呕吐、泄泻、痹证、胃痛、胃虚食少等杂症。他尤其长于运用宣通气血法治疗月经病、积聚、癥瘕等，指出"用凝滞血药，乃病之对头也"。他提倡应用的温柔通补奇经法，多用血肉有情之品，如鹿茸、鹿胶、鹿角霜、生雄羊内肾、龟甲等，治疗下焦虚损、冲任督带损伤、八脉废弛失职，在柔润中佐以温通，故多能取效。

除叶天士外，历代医家中重视并擅长于通法之运用者不乏其人。自汉代的张仲景，到清代的王孟英、金子久、王清任诸贤，皆有论述和发挥。元代的张从正亦云："凡麻、痹、郁、满，经隧不流，非通利莫能愈也。"

张仲景在《金匮要略》的首篇即开宗明义地指出，"若五脏元真通畅，人即安和，客气邪风，中人多死"。这里所谓"通则和"的理论肇始于《内经》，而在临床上又有所发展。他指出，"四肢才觉重滞，即导引吐纳，针灸膏摩，勿令九窍闭塞"。强调了保持经络流通的重要性。尤其是他所创立的桂枝汤、小柴胡汤、半夏泻心汤、黄连汤、十枣汤、大小承气汤、桂枝茯苓丸等名方，无论其作用是调和营卫，或和解少阳，或调和中焦寒热，或峻下逐水，或活血化瘀消癥等，实际上都起到调节人体气化功能，使之达到阴平阳秘，五脏元真通畅的效果，因而皆可视为通法的代表方。比如其描写小柴胡汤之效时曰："上焦得通，津液得下，胃气因和，身濈然汗出解。"又如仲景治疗心动悸、脉结代之用炙甘草汤大滋气血以通阳复脉；治五劳虚极羸瘦之用大黄䗪虫丸，重用活血化瘀药以攻补兼施；治妇女曾经半产，瘀血在少腹不去之用温经汤；治妇人少腹满，如敦状，属水与血结在血室之用大黄甘遂汤；治气分，心下坚，大如盘，边如旋杯之用桂枝去芍药加麻辛附子汤；治皮水、四肢肿之用防己茯苓汤；治脾约、大便坚之用麻子仁丸等。上述皆可谓仲景运用通法治病之杰作。其他如治血痹之用"针引阳气"，或以黄芪桂枝五物汤温阳行痹，治胸痹之用瓜蒌薤白白酒汤、枳实薤白桂枝汤、人参汤等宣痹通阳，都是对《内经》所建立的通法理论的继承和发展。

王孟英是一位擅长运用通法治疗内科杂病的高手。他对通法的运用，可谓达到了炉火纯青、驾轻就熟的地步。他在治疗何氏妇腹胀善呕一案中有一段十分精辟的论述，可谓是他治病时强调运用通法的最佳说明。"夫人，气以成形耳，法天行健，本无一息之停。而性主疏泄者肝也，职司敷布者肺也，权衡出纳者胃也，运化精微者脾也，咸以气为用者也。肝气不疏则郁而为火，肺气不降则津结成痰，胃气不通则废其容纳，脾气不达则滞其枢机。一气偶慇，即能成病。推诸外感，理亦相同。如酷暑严寒，人所共受，而有病有不病者，不尽关乎老少强弱也。以身中之气，有慇有不慇也。慇则邪留着而为病，不慇则气默运而潜消。调其慇使之不慇，治外感内伤诸病无疑义矣"。这段按语虽仅 200 余字，但其在临床上的指导意义并不亚于《内经》中的经文，故不可忽视。

清代医家雷少逸在其《时病论》一书中自拟了许多治时病的方法，其中也不乏对通法的运用。如其治冒湿证，首如裹、遍体不舒之用宣疏表湿法（苍术、防风、藿香、秦艽、陈皮、砂壳、生甘草、生姜）；治燥结盘踞于里，腹胀、便秘之用松柏通幽法（松子仁、柏子仁、冬葵子）。又如痧气一证，他认为是因触冒秽浊之气，或因饥饱劳疫，导致经络壅阻，甚则胀塞肠胃，直犯乎心，而出现腹痛闷乱，或吐泻肢麻，或肤隐红点，或头痛自汗等，总由清浊混淆，气机紊乱，故总宜芳香化浊法加减治之。还有著名的痧疫回春丹一方，用诸般香药（丁香、木香、沉香等）配合气味雄烈的苍术等芳香开窍、提神醒脑，更体现了一个"通"字。

目前在临床上可以直接作为通法使用的方剂甚多，如果把它们分别与常用的所谓八法联系起来看，可谓法法皆通。比如：以汗为通，如桂枝汤、葛根汤、九味羌活汤；以下为通，如抵当汤、下瘀血汤、大黄附子细辛汤；以和为通，如半夏泻心汤、逍遥散；以温为通，如温脾汤、理中丸、四逆汤、真武汤、暖肝煎、温经汤、半硫丸；以清为通，如至宝丹、紫雪丹、滋肾通关丸；以消为通，如保和丸、枳实导滞丸、鳖甲煎丸、血府逐瘀汤、大黄牡丹汤；以补为通，如异功散、济生肾气丸、补阳还五汤；以吐为通，如通关散、烧盐方等。这说明，通法虽不在传统认识的八法之列，但却寓于八法之中。八法之内，通法存焉。

此外，还有以宣为通，如通宣理肺丸、定喘汤、三仁汤；以滑为通，如八正散、排石汤；若噫气不降，胃虚痰阻者，可通以旋覆代赭汤；瘀热阳黄，可通以茵陈蒿汤；下焦蓄血，可通以桃核承气汤；中风所致之风秘、气秘，二便滞塞者，可用搜风顺气丸以通利之；中风遍身顽麻，骨节疼痛，步履艰难，言謇口㖞，痰喘气急者，可用乌药顺气散，仍以流通之药为主。

临床上明显地具有"通"的作用的药物也甚多，除徐之才"十剂"中有所谓通剂，如通草、防己之属"通可去滞"而外，凡宣、泄、轻、滑几种亦皆含"通"之效，即宣可去壅（生姜、橘皮之属），泄可去闭（葶苈、大黄之属），轻可去实（麻黄、葛根之属），滑可去著（冬葵子、榆白皮之属）等，其余如枳实、木通、芦根、茅根、鸡血藤、地龙、白芷、威灵仙、鹿霜、鹿胶、皂荚、石菖蒲、细辛、桂心、桂枝、桑枝、丝瓜络等亦是。

邹润安在《本经疏证》中，更是对柴胡、黄芪、半夏、芍药、大黄诸药的流通特性做了深入的探讨。他认为，柴胡主疏，能通上焦，除结气，旋转中枢；黄芪专通营卫二气，升而降，降而复升，凡病营卫不通，上下两截者，唯此能使不滞于一偏（这与王清任补阳还五汤中重用黄芪之意暗合）；半夏主和，能使人身正气自阳入阴，故其为交通阴阳之首选药；芍药能开阴结，大黄能开阳结，亦为开通结滞不可或缺之药。

总之，通法在临床上是一个重要而又应用广泛的治疗大法，它可以融会贯通于其他诸法中，而起到祛疾愈病的效果。除八法之中皆寓通法外，其他一些具体的治法如疏肝利胆、祛瘀通络、化痰开窍、通利州都、辛开苦降等，亦皆属通法的范畴。无论是内伤病或外感病，急性病或慢性病，实证或虚证，或虚实夹杂证，都离不开运用通法来治疗。治疗久病则更需要重视通法。《内经》提出的"人体以气为根本，法天行健，以通为常，以通为贵"的观点，给后世医家以深刻的启示和影响，也给通法的运用奠定了深厚的理论基础。张仲景就是擅长使用通法的一位杰出医家。后世在《内经》理论的指导下，使通法的运用在临床实践中不断得以丰富、发展和完善。

平易之药愈重症

——剖析一则王孟英医案

薛生白谓，"人须修到半个神仙身份，方可当得名医二字"。王孟英先生是否当得呢？请看他治何氏妇腹胀一案。

此案载于《王孟英医案·胀门》，是一个疑难重症，治疗过程颇多曲折。患者何某，年未四旬。本病开始时并不复杂，仅是腹胀善呕，但曾经多医误治。其中有云寒凝气滞，劝其吸鸦片烟以温运者；有云冷积而用蒜灸者；有云劳损而进以温补者；等等。后来患者病情恶化转为危重症，除腹胀加剧外，还兼有腹泻，大便日泻10余行，小溲短涩，两腿肿痛，痰多善怒，不饥消瘦，闭经，舌绛无津，脉弦细数，乃至卧床不起，已束手待毙。仅不过请孟英一诊，"以决危期之迟速，初无求愈之心也"。

　　此时的王孟英面临着如此棘手的重症并没有推却，而是只要还有一线希望他都要尽力挽救，正如他自己所说的"平生不畏大症"，真可谓艺高人胆大也。王孟英历来善于在诊病过程中运用虚实互求法辨证，即于虚证中当求其实，实证中当求其虚，于此证之治亦然。尽管此时患者已骨立形销，卧床不起，但王孟英却从患者的眼神及声音中见到其正气尚存，"唯目光炯炯，音朗神清，是精气神之本实未拨，病虽造于极中之极，却非虚损之末传也"。尤其是他从患者所泻大便之热而且腻，断其并非肾虚脾败之泻，故可久不安谷而延之至今。接着他分析本病的病机云："殆由木土相凌，为呕为胀，洋烟提涩其气，益令疏泄无权；蒜灸劫耗其阴，更使郁攸内烁；进以温补，徒为壮火竖帜而涸其津；溉以滋填，反致运化无权而酿为泻。""固之涩之，煞费苦心，余谓赖有此泻，尚堪消受许多补剂。"从上段话可以看出，固涩、温补、滋填，治皆错误，益令疏泄及运化无权。此病证虚中夹实，而以实为主导，由实而致虚。其所谓实者，即热壅也。

　　接下来，王孟英结合本病例发表了一段堪称经典式的文字，那就是关于气的流通不愆在人身之重要性，以及它与肝、肺、胃、脾的密切关系。他在医案中这样写道，"夫人，气以成形耳，法天行健，本无一息之停。而性主疏泄者，肝也；职司敷布者，肺也；权衡出纳者，胃也；运化精微者，脾也，咸以气为用者也。肝气不疏，则郁而为火；肺气不肃，则津结为痰；胃气不通，则废其容纳；脾气不达，则滞其枢机。一气偶愆，即能成病。推诸外感，理亦相同。如酷暑严寒，人所共受，而有病有不病者，不尽关乎老少强弱也。以身中之气，有愆有不愆也。愆则邪留着而为病，不愆则气默运而潜消。调其愆而使之不愆，治外感内伤诸病无余蕴矣"。这就是他认为治疗疾病所应遵循的法则，即"通法"（通可调愆）及"百病皆由愆滞论"。这段话不仅仅针对本病例，而是已经上升到了理论的高度，从而具有更广泛的临床指导意义。

　　再联系到本病例来说，王孟英认为，"今气愆其道，津液不行，血无化源，人日枯瘁。率投补药，更阻气机，是不调其愆而反锢其疾也……然汛断于腹胀半年之后，是气愆而致血无以化，非血病而成胀矣。肿处裂有血纹，坚如鳞甲，显为热壅，不属虚寒"。因此，他认为其治法应当是行气调愆、泄热养血，展以轻清，忌投刚燥，须避滋腻，宜取流通，以气行则热自泄，热泄则液自生。正如徐洄溪所谓"病去则虚者亦生，病留则实者亦死"。故其处方用沙参、竹茹、丝瓜络、银花、楝实、枇杷叶、冬瓜皮、黄柏、当归、白芍、麦冬、枸杞出入，以水露（又名甑汗水，宜临时蒸用，取其有升降之机而能养津液）煮苇茎、藕汤煎药；复诊乃参以西洋参、生地黄、黄连、花粉、苡仁、栀子之类；最后以虎潜丸方熬为膏，用藕粉溲捣为丸以善后。以上用药皆取轻清流通之品，绝不用刚燥温补。其最后的治疗结果是：肿胀皆退，肌肉渐生，便溺有节，两月后可扶杖而行，乃至健步经通，遂以康复。可以说完全达到了"肉白骨而生之"的奇迹般的效果。这就是名医的真本事，是王孟英当之无愧的地方。本案同时也印证了王孟英的通法理论在临床上的良好疗效。他通过本案告诫我们，"勿以药太平淡而疑其不足以去病也"，"设知此义（指通法的灵活运用），则平易之药，轻淡之方，每可以愈重症"。旨哉言乎！

因药致病案例浅议

清代名医王孟英先生曾说，"病于病而死者十之三，病于药而死者十之七"。说的是医生用药不当造成的危害要远大于疾病本身。我认为他的这个话说得并不过激。因为这是他在长期临床实践中的深刻体会，是发自肺腑的箴言。

严格地说，对一个病的治疗，要随着病情的转变而调整治法与用药，或适可而止，静以观之，绝不能一成不变或一竿子到底地治疗下去，否则就会因药致病，甚至走向病情的反面，如由热证转为寒证，或实证转为虚证等。《王孟英医案》中就有这样一个案例：一男子患喉痹，专科治之甫愈，而通身肿势，医者惊走。孟英诊之曰：病药也。附子理中汤数例而瘥。谓喉痹治以寒凉，法原不谬；而药过于病，反成温补之证。是病于药也，非病于病也。此病即是由于过用寒凉之药，使患者原来的热证转变为后来的寒证，由实证转为虚证，起到了适得其反的效果。故使得王孟英不得不采用相反的治法以纠偏，可见临床掌握用药进程之重要。医者要随时观察病患的反应，用药适可而止。然而，目前在临床上有的医生一次处方就给开 7 ~ 10 剂药，既不管患者什么病，也不管患者服了前面两剂药后会有什么变化。这种方式实在值得商榷。

《王孟英医案》中还有一个案例亦足以说明此问题：杨氏妇孀居患泻，久治不瘥。孟英曰：风木行胃也。彼不之信，另招张某大进温补。乃至腹胀不适，夜热不眠，吐酸经秘，头痛如劈，复乞孟英视之。先投苦泄佐辛通以治其药；嗣以酸苦息风安胃，匝月乃瘥；续与调补，汛至而康。这也是一个由于温补失误造成的例子，不仅病患腹泻未愈，而且还增加了腹胀、失眠、吐酸、经闭及头痛等症。所以王孟英不得不先治其因温补所造成的气机壅塞。像这样的案例在《王孟英医案》中甚多。所以他曾大声疾呼："今之医者，每以漫无着落之虚字，括尽天下一切之病，动手辄补，举国如狂。目击心伤，可胜浩叹！"难怪有一位因外感濒危被王孟英用大剂寒凉药（包括用犀角3两）从死神手里挽救回来的患者家属鲍夫人感慨地说："（吾）归许氏二十余年，目击多人，无不死于温补。"此言诚非虚语。

我近日治一位68岁的老妪陈某，主诉是小腹胀痛，兼小便不利，又见舌苔略腻，脉略弦数。3天前她曾在另一位中医处诊治，据云服药仅3次后即觉症状有所加重，且出现眼瞀，故不敢再服。我视前医处方中有桂枝、白术、黄芪、云苓、石菖蒲、乌药、玄胡等，药性偏温，与其湿热滞于下焦且疏泄不利之证不相吻合。故我改投柴胡、苦参、黄柏、半枝莲、白芍、丹参、川木通、车前子、夏枯草等清利湿热药予之，愈。此证显然不属寒证，也基本不属于虚证，故不宜用温补之药，如用之反使病增。

总之，过度治疗，或妄用温补，辨证不清，皆可因药致病，临床医者可不慎乎！

话说头面风

何谓"头面风"？顾名思义，就是风象见于头面者。其词首见于《名医别录》，曰巴戟天能"疗头面游风"。后《天宝本草》载何首乌"疗头面风"。巢氏《诸病源候论》曰："头面风者，是体虚，诸阳经脉为风所乘也。诸阳经脉上走于头面，运动劳役，阳气发泄，腠理开而受风，谓之首风。"

历代以来，对"头面风"做出精辟阐述者，莫过于清代的邹润安。他在其所著《本经序疏要》中，专列有"头面风"一篇，文中指出，"头面风，亦在上之风也……其病既不常在，亦不竟除，来本无期，去亦无踪。其来也，或目泪，或涕唾多，或忽忽如醉，或头痛，或生疮，或肿，或不光泽，或面目黄色。其去也，倏然苦失。

则其阳气暂弛而病生，稍张而病罢。犹可不使阳化在下之阴，令上出而为光泽脂致，以长肌肤、润颜色乎？"这里他论述了"头面风"的临床表现、特征及其产生的原理。尤其是他对"头面风"或然症状的描述，一连用了八个"或"字，极其生动形象地说明了风性变幻无常的为病特征及其所以然之故——阳气的稍张与暂弛，从而也反映了"风为阳气之变眚也"的内在本质。为了说明包括头面风在内的"风"的本质，邹润安还说，"故夫人身之阳，在上则欲其与阴化而下归，在下则欲其化阴而上出。设使在上不与阴化，在下不能化阴，斯阳亢无以升降，于是为出柙之虎、失系之猿，而穷而无归，咆哮狡狯，百变不已"。这就是所谓"风"，也是其对"风"这一基本概念的最科学的解释。邹润安运用《内经》的阴阳学说精辟地阐明了内风的本质，即由于人身的阴阳二气不相合，而导致人身阳气自应风化为患。当然，头面风属于风的一种也不例外。它也是由于阳气在下不能化阴以上出而出现种种阳虚不固的症状，如目泪多涕唾，忽忽如醉，风痛，头眩，目痒等。正由于其属于阳不固而非阳衰，故不病于下而病于上。虽然邹润安也同意巢氏的观点，但他认为，头面风与一般的感而即发的风病如伤寒、温热、时气不同，它是属于既入人身，盘旋气血间，久乃成病者。也就是说，它已成为一种内外合邪而以内因为主的风邪，因此它更接近一种内风，更确切地说，它属于阳虚生风的范畴。

头面风的症状主要反映在头脑、面部及头部诸窍，如头脑痛、脑鸣、面肿、面黑干，或面红冲热而有重感，或面不光泽，或面目黄色、眩冒、目欲脱、泪出、鼻塞、涕出、齿痛，或生疮等。值得提出的是，这里的"面目黄色"，既不同于湿热性质的黄疸，也不属于猪膏发煎所主之"诸黄"，而是一种或隐或现的"风"，从本质上讲属于虚黄。"面黑干"和"面不光泽"与"面目黄色"一样，病机都与阳虚不能化阴有关，其治疗也应与此联系起来考虑。这就为我们现代的中医美容学提供了参考。再比如临床上一些患者常自诉容易感冒，或时作时止，缠绵难愈，这也是由于阳虚不固所致。还有所谓"头风"，为头痛之深而远者，其痛作止不常，愈后遇触复发，也具有与头面风相似的特征和病机。

关于头面风的主治药，邹润安列出了川芎、山茱萸、巴戟天、白芷、防风等共十余味，基本上属于温性类。他强调说，"头面风固在上，其所以然却在下，故其主治多用温升"。当然，同时也要兼顾祛邪。治疗时既要用首乌、山药、附子、黄芪、白术等温补脾肾阳气之药，也要用苍耳子、辛夷、蔓荆子、藁本等清散风邪之药，但重点仍在充阳以运阴滞，使阳气得固。以叶天士医案为例，在其治"偏头痛，冷泪出"这一头风病的医案中，用还少丹；再如其治鼻渊案云，"形瘦尖长，禀乎木火。阴精不足，脑髓不固，鼻渊淋下，并不腥秽，暖天稍止，遇冷更甚。其为虚证，显然明白……用天真丸（人参、黄芪、白术、山药、苁蓉、当归、羊肉、天冬）"。可见叶氏与邹润安的观点相一致。另外，"主面上百病，行药势"的白附子，"灭黑䵟，令人面色好，灭诸疮瘢痕"的白僵蚕，"通九窍，明耳目，出音声"的石菖蒲，能治"风眩"的天南星，"主头风风气去来"的山茱萸，治"中风口眼歪斜"的全蝎，以及仲景《金匮》中的头风摩散等，也都为我们治疗头面风诸症提供了有益的参考。

祛痰法在临床上之应用

对于"痰生百病"一说，我验之临床，深表赞同。因此，我在多种疾病的治疗中，均着重应用祛痰法，收到了较好的效果，但诚如关幼波医师所云："见痰休治痰，治病求根源。"故治痰法在临床上又多与其他治法综合应用，而非单纯的祛痰。兹举治案数则。

一、脘痞腹胀

胡某，女，50余岁，1985年8月24日初诊。

患者脘痞，腹胀，纳少，兼有腰痛，头晕，阵发性心慌，喉间有痰，时咯不爽，面目浮肿，不渴，溺黄，脉沉濡。辨证：脾胃气虚，痰湿阻遏，不能升清降浊。治用燥湿化痰和胃法。

方药：法半夏 20 克，茯苓 15 克，远志 8 克，桔梗 15 克，白前 15 克，厚朴 20 克，杏仁 12 克，防风 15 克，炒瓜蒌仁 20 克，连翘 15 克，丝瓜络 1 节。

复诊：诉服本方 1 剂后，大便中泻下涎液甚多，腹胀消减，胃痞已除，饭量增加。嘱再服原方 1 剂。

在《王孟英医案》中也有胸痞一例，亦为多痰所致，其病机即是清阳之气不司旋运。

二、右侧偏头痛

詹某，男，50 余岁，1985 年 10 月 22 日初诊。

患者右侧偏头痛，呈阵发性发作，疼痛较剧，兼有麻木胀痛的感觉，舌苔黄腻。辨证：少阳邪热夹风湿之痰上扰。

方药：胆草 20 克，柴胡 10 克，前胡 20 克，法夏 15 克，僵蚕 15 克，杏仁 12 克，瓜壳 25 克，枯芩 15 克，炒栀子 15 克，枳实 12 克，赤芍 20 克，薄荷 12 克，芦根 30 克。

复诊：前方服完 1 剂，无大转变，故在原方的基础上加强活血祛风药。

方药：僵蚕 15 克，赤芍 20 克，地龙 20 克，法夏 30 克，赭石 30 克，菊花 20 克，川芎 8 克，丹参 20 克，柴胡 10 克，枯芩 20 克，炒栀子 15 克，胆草 15 克，全蝎 5 克。

三诊：偏头痛减轻，尚感觉略头昏，大便略有下坠感，且咳嗽，音不畅，苔黄腻，溺黄。此湿浊痰热未净，继投清化。

方药：僵蚕 15 克，法夏 20 克，杏仁 12 克，桔梗 15 克，枯芩 15 克，菖蒲 8 克，前胡 15 克，柴胡 12 克，连翘 15 克，枳壳 15 克，麻黄 6 克，百部 20 克，全蝎 5 克，丝瓜络 30 克。

服后，头痛即痊愈。

陈修园《时方妙用》中提出对偏头痛的治疗主张用二陈汤加减。

三、皮肤瘙痒

刘某，女，年约七旬，1985年5月13日初诊。

患者全身皮肤瘙痒甚剧，起红包成片，以上半身为甚，双手脉滑数有力，舌苔白涎腻，不渴，大便两三天一解，小便觉热。辨证：风痰热毒之邪蕴结于肌肤，有外达之势。治用清热解毒、豁痰祛风法。

方药：生地黄30克，赤芍30克，丹皮20克，川贝母10克，炒瓜蒌仁30克，枳实12克，僵蚕15克，牛蒡子20克，黄连10克，炒荆芥15克，白花蛇舌草30克，银花30克，连翘15克，全蝎5克，丝瓜络30克，鲜银花藤60克。

复诊：3日后，患者诉红包已渐消退，瘙痒大为减轻，可安睡，但脉象仍滑数略弦，舌苔尚腻。嘱再服原方1剂，肤痒得止。

此病为皮肤瘙痒，似与痰无关，但患者脉滑而苔腻，故我在清血热解毒方中加用了瓜蒌、枳实、川贝、僵蚕等祛痰之药，且《本经》上早有明训，枳实"主大风在皮肤中如麻豆苦痒"。王孟英在治一妇女"娩后痉厥，颠顶时疼"一案中说："为其痰处络中，是以不吐……岂可以不见痰面遂云无痰乎？"

四、咳嗽胸痛

黄某，男，30岁，1985年11月28日初诊。

患者10余日来干咳不止，咳时牵引右侧胸胁一处疼痛，已注射庆大霉素、鱼腥草针等药，不效。兼有食纳减少，舌苔灰白略腻，左关尺脉细滑略弦。辨证：痰湿阻络，肺气失宣，机窍不利。治宜活血祛痰通络。

方药：桔梗12克，枳壳12克，瓜壳20克，郁金15克，赤芍

20 克，柴胡 10 克，川贝母 10 克，炒栀子 15 克，胆南星 15 克，枯苓 12 克，乳香 15 克，没药 15 克，丝瓜络 30 克。

复诊：服此 1 剂后，右胸胁痛减轻一半，左手脉仍略滑，但已不细弦，舌边已转红，仍时干咳。照前转方 2 剂，服后痊愈。

此病虽胸痛而兼干咳，但其脉舌仍反映出有痰湿，故我用《温病条辨》之三香汤宣肺利窍，并加活血化痰药治之，竟能中鹄。

五、乳房结核

彭某，男，20 余岁，1985 年 4 月 12 日初诊。

患者右足胫骨中段骨折已 5 个月，骨痂生长慢且较少，目前仍未取下石膏夹板。现左侧乳头下有结核，如核桃大，压痛，平日咯痰多，痰色略黑，舌苔白腻略黄，脉滑偏数。辨证：外伤后气郁血瘀，痰阻于络，肝失疏泄。

方药：当归 15 克，怀牛膝 20 克，生地黄 20 克，丹皮 15 克，法半夏 30 克，地龙 20 克，川贝母 15 克，瓜蒌 20 克，竹茹 15 克，独活 15 克，柴胡 12 克，薏苡仁 20 克，丝瓜络 30 克，桑枝 2 尺。

复诊：上方服完 2 剂，左乳结核缩小，苔薄不腻，舌质红。原方去法夏、独活、苡仁，加胆南星 10 克，牡蛎 30 克，怀山药 15 克。再服此方 2 剂后，左乳结核已消。

乳房属胃，乳头属肝。此结核正在左侧乳头之下，且又发生在骨折久不愈之时，显然患者有肝郁，故疏肝解郁、祛痰通络原属正治之法。

六、腰痛

别某，男，50 余岁，搬运装卸工，1984 年 11 月 7 日初诊。

患者腰骶痛半月余，不能劳动，已针灸治疗 10 余次，并服虎骨酒，未愈。兼有时咯涩痰，大便带黑色，舌正常。姑先拟一活血祛痰通络方：当归、丹参、生地黄、怀牛膝、丹皮、法半夏、炒瓜蒌仁、连翘、地龙、炒栀子、独活、防风、细辛、丝瓜络，2剂。

复诊：腰骶痛已愈大半，精神转佳，但咳痰较多，鼻干，有清涕，牙龈略痛，苔白略涩，右脉略滑。此乃内窍得通，痰湿之邪外达。故仍步原法再进，以清涤余邪。

方药：法半夏20克，炒瓜蒌仁30克，白前15克，当归15克，丹皮15克，生地黄30克，怀牛膝20克，连翘15克，枳壳12克，黄连10克，芦根30克，细辛10克，丝瓜络30克。

服后，腰痛得愈。

王孟英曾治一人"右腰痛胀欲捶，脉滑痰多"，亦用通络祛痰药送服控涎丹，"服后，果下胶痰，三进而病若失"。我在临床上遇到腰痛而又兼有脉滑，咯吐痰涎症状者多例，皆以活血祛痰为主治之而愈。此类患者常见于从事体力劳动的中年男子，而非一定为年老体弱者，其腰痛的程度亦往往较严重，甚至俯仰不利，或需扶杖而行。论其治法，宜活血祛痰通络，而其中祛痰一法尤必不可少。

七、疝气腹痛

赖某，男，60余岁，1984年12月26日初诊。

患者疝气偏坠，牵连小腹痛，腰胀，或咳，口干，脉滑略弦数。辨证：寒湿痰浊之邪下陷肝经，且略有化热之势。拟方：黄芪、陈皮、小茴、橘核、贝母、牡蛎、昆布、法夏、杏仁、知母、白芍、黄柏。服此方2剂后，痛即愈。

前贤有云，七疝总属厥阴肝经，多偏于寒湿所致，但亦有兼夹痰浊者。本例中化痰药即占处方之半。邹润安《本经疏证》云："疝瘕者，涎唾自心胸阻任脉之行也。"亦言，"贝母主邪气疝瘕"。

总之，以上诸病，虽未必尽委之于痰，然而其致病因素中确实都包含痰这一重要因素。故治疗时，我多采用综合性的复方，而祛痰一法实为其中不可缺少者。

浅谈因痰生风证

因痰而生风，前人虽有提及（如朱丹溪、徐灵胎、邹润安等），但缺乏专论。我通过读书学习，并结合临床实践，认为有必要对此做一探讨。

一、"因痰生风"说

因痰而生风是临床上一类十分常见的病症，它可以在多种疾病中出现。在高等医药院校教材《中医内科学》中，有明显内风见证而又与痰有关的病证有癫狂、痫证、头痛、眩晕、厥证、中风、耳鸣、耳聋、哮证、惊悸等。如癫狂的痰气上扰型；厥证中的痰厥；痫证，则重在痰邪作祟，故治以豁痰顺气为先；头痛，有因痰浊所致者；眩晕的痰湿中阻型；中风的痰蒙清窍型或痰阻于络型。

在《玉机微义》《医学纲目》《医碥》《医学入门》和《顾氏医镜》等书中，皆有对痰证诸多表现的叙述，其中主要还是以内风见证者居多，如眩晕、眴动、燥痒、心烦、膝软、肢麻、耳鸣、喉痹、魇梦、卒痛、仆倒、惊悸、癫痫、中风等。总之，痰证变幻百端，每多奇异怪症。这正与风邪变化无常的为病特点相一致，故《医学纲目》在论述痰之为病时，开头即说"或偏头风，或雷头风"，明显地把痰证与风病连在一起。王孟英亦云："既流善幻，显属于痰。"

先从《本经》看，该书对有祛痰作用之茯苓、白术等药是这样描述的：茯苓主惊气恐悸、安魂养神，白术主死肌、痉，半夏主头眩、肠鸣，白僵蚕主小儿惊痫，南星主伤筋、痿、拘缓，旋覆花主惊悸、除水，皂荚主风痹死肌、邪气、风头泪出。以上所谓惊、恐、悸、眩、痉、痫、死肌、拘缓等症，实际皆可属于内风证的范畴。

再从张仲景《金匮要略》痰饮篇来看，仲景认为其人有痰饮者，往往会表现出"苦冒眩""身眴悸"或"癫眩"等风象。如"心下有痰饮，胸胁支满，目眩，苓桂术甘汤主之"。"假令瘦人脐下有悸，吐涎沫而癫眩，此水也，五苓散主之"。"膈上病痰，满喘咳吐……其人振振身瞤剧，必有伏饮"。可见仲景对于眩晕或身瞤动之症特别着意于从痰饮论治。其所创立的小半夏加茯苓汤、苓桂术甘汤等，都是临床很有效的方剂。又《金匮要略·中风历节病脉证并治》中亦明言，"邪入于脏，舌即难言，口吐涎"。此所谓"涎"，即痰涎也，非因痰而生风者何？

自仲景以后，因痰生风说逐渐形成和发展，有不少医家皆指出痰饮与内风之间有着密切的关系，其中尤以朱丹溪、徐春圃、王孟英等人为代表。如朱丹溪认为，眩晕乃"痰饮随气上，伏留于阳经，遇火则动"；仆倒属"瘀血为病，或痰涎发于上"；癫狂为"夫血气俱虚，痰客中焦，妨碍不得运用"；头目痛的病因为"有风有痰者，多风痰结滞"，首选半夏白术天麻汤，其中半夏需重用，为天麻、苍术等药的七倍半，或用玉壶丸。朱丹溪还说："中风，大率主血虚有痰，治痰为先，次养血行血。""东南之人，多是湿土生痰，痰生热，热生风也。"徐春圃在《古今医统大全》中更明确地指出，眩晕是痰，烦躁是痰，癫狂是痰，颠仆是痰，中风不语是痰，小儿惊风是痰。这些话说得何等的直接与肯定，毋庸置疑。《王孟英医案》的晕眩门共载医案六例，其中除一例属真阴不足、肝胆火炎外，其余五例皆使用了蠲痰清气法或清热涤痰药。他指出，"盖痰饮为患，乍补每若相安，具只眼者，始不为病所欺也"。其治张养之所亲李某患狂证一案（裸衣笑骂、不避亲疏等），服药十余帖，吐泻胶痰甚多，继以磁珠丸，渐以向愈。亦可反证此病属因痰生风证。另外，王孟英还说："正仲圣所谓诸厥应下者，应下其痰与气也。"此外，《张聿青医案》中载中风案三则，其共同点是，都强调了痰阻于络是引起中风的重要原因，其治疗也皆以治痰通络为主（涤痰、化痰、泻痰），并习用制半夏、瓜蒌仁、制南星、白僵蚕等药。其按语中有云："殊不知风不自生，血不行然后生风也。筋络不自病，有所以阻之者。"试问，阻之者何？痰涎也。痰阻于络，而后风生。持有此类似观点的，还有近代名医张锡纯。他在对癫狂一病的论述中主张用自拟的荡痰汤，而在论癫狂之原因和治法时指出，"乃有时元神（在脑）、识神（在心）相通之路有所隔阂，其人之神明失其所用"，"而究其隔阂者果为何物？则无非痰涎凝滞而已"，"此痰随心血上行，最易凝滞于心脑相通之路"。可见王隐君创制的礞石滚痰丸治疗癫狂，的确是找准了目标，可谓有的放矢。

邹润安先生是"因痰生风说"的又一宣扬者，他在《本经疏证》中明白无误地表明了这一认识。他在疏解天南星、矾石和蛇床子等药时说："是可知因痰而生风者，去其痰而风自不得生。""不消痰则风仍不靖，不靖风则阳仍不化。""殊不知风因痰生，人因风病。若变因痰而生之风，如湿中所钟风化，能鼓荡湿气化津化液，则此痰此风，早将变为氤氲流行之生气，尚何癫痫之足虑？"又其论半夏曰："头为诸阳之会，阳为阴格则眩。""阳为阴格"，即阴阳二气不协调，不相合化，这也正是"风"所产生的根源。半夏不仅能燥湿化痰，而且能调和阴阳，使人身正气自阳入阴，因此就能使"风"的根源得以平息。

我认为，痰之与风，犹如一对孪生兄弟。虽有曰"风性上升，痰湿随之"（丁甘仁），或曰"痰得风而愈炽，风夹痰而愈旺"（张聿青），而我个人的观点是痰可以生风，因痰生风证在临床上普遍存在。正由于"风为百病之长"，因此说"百病皆由痰作祟"就可以理解了。

二、关于因痰生风的机理

其一，痰阻于络，血行失畅，血不行则风生。古人云"治风先治血，血行风自灭"。此多属于痰瘀互结者，故临床上往往将活血化瘀与祛痰法并用而取效。刘潜江云："肾肝气虚故病于湿。湿者，阴之淫气也，阴淫则阳不化而为风。"痰与湿为同类，故金子久所谓"痰中必兼风"极是。

其二，痰郁久则化热，痰热相合则更易生风。当然，此热亦可由其他因素所致，如外感风热、饮食辛辣厚味炙煿之品及气郁等。《古今医统大全》和《儒医精要》都认为痰因热成，说"未有痰病而不因火而成者也"。痰与火热既然同时存在，则更为风的形成提供了条件，而实际上所谓热盛生风者亦往往与痰有关。

三、因痰生风证的诸多表现

今根据本人的临床记录及读书笔记初步整理如下：

痒：咽喉或咽喉下一段气管内发痒即咳，或有目痒、鼻孔痒，或周身皮肤燥痒，甚至眉棱、耳轮或耳心及齿颊等皆痒，另外大多兼有脉滑吐痰等症。仲景亦云"邪气中经，则身痒而瘾"。痒者，扬也，风邪自寻出路也。此风非外邪之风，而是多由痰所生。

眩：头风眩晕，如坐舟车，精神恍惚，或感觉头闷不爽，身体失去平衡，甚至跌仆。如某翁，年近八旬，平日嗜酒，走路需扶拐棍。近来突然走路时总向右侧面偏斜，且吃饭时碗端不平，有手颤，兼咳稠痰及面红，脉弦滑数大。

软：肢软乏力，尤其是足膝酸软。如某中年男子，自诉每晚入睡前一段时间双下肢发软并酸疼，甚感不适，兼有咯痰。《金匮要略》侯氏黑散"治大风四肢烦重"中，既"烦"且"重"，非软而何？邹润安《本经序疏要》中有论风病七篇，其中一篇是"中风脚弱"，看来他也把脚弱（或足软）看作是中风的主症。

僵：一身拘紧或有被束缚感，肢体活动不灵便，屈伸不利，或麻木，或舌强言謇甚至失语。如半身瘫痪者，则偏瘫的一侧肢体强硬。

动：风胜则动，症见口眼瞤动，眨眼频繁，或筋惕肉瞤，肌掣，神魂不安，心悸，或心中紧张，如畏人捕，小儿夜睡易惊醒或手足躁扰，或喜吮手指等。

痛：这种痛多为卒痛、掣痛或僵痛，即痛即止，并无常所，或是手指痉挛如发鸡爪风。用一般除风湿药治之不效，而用祛痰顺气药则有效，如指迷茯苓丸。《古今医统大全》在该方后记载，"累有人为痰所苦，夜间两臂常觉如有人抽掣，两手战掉，至于茶盏亦不能举，随服随愈"。又"治人有臂痛，不能举手足，或左右时复转移"。所谓"左右时复转移""抽掣"与"战掉"就是风象，即因痰所生之风。所以我认为，指迷茯苓丸应当是治因痰生风证的一个典型的代表方。现代医学所谓的三叉神经痛因其具有短暂性剧痛，瞬息即作，而片刻即逝，风象明显，就是属于因痰生风证的一个比较典型的疾患。

冷：身体的某一部分特别怕冷，虽重裘厚褥亦不能温。或胸前（如"心中恶寒不足者"），或背心（如"夫心下有留饮，其人背寒冷如掌大"），或尾椎，或小腿一段，或心下如停冰铁，等等。且其冷处特别怕风，由于体内有因痰所生之风，故对外风亦甚畏惧。

此外，还有失志、癫狂、心烦、怔忡、耳鸣、哮、面青等皆是因痰生风证的表现。

四、关于因痰生风证的治疗

前面所列举的诸名医医案中已有所述。归纳言之，正如邹润安所说"去其痰而风自不得生"，或如喻嘉言所说"挟痰者，豁痰则风去"。考《方剂学》教材所选用的常用祛痰方10余个，其半数以上之主治证（或适应证）中皆含内风见证。如二陈汤可治头眩、心悸；导痰汤可治头痛眩晕，甚或痰厥；涤痰汤可治中风痰迷心窍，舌强不能言；温胆汤可治惊悸、癫痫；滚痰丸可治癫狂惊悸、怔忡昏迷、耳鸣眩晕、口眼蠕动；半夏白术天麻汤可治眩晕头痛、胸闷呕恶；定痫丸可治痫证；等等。可见祛痰以息内风已经比较广泛地应用于我们的临床实践，并经得起实践的检验。

五、结语

风为百病之长，百病多由痰作祟。风与痰之间有着密切的内在联系，即痰可以生风。因痰而生风是临床上一类十分常见的病证，应引起每一位临床中医师的重视。善治痰者能治百病，善治风者必善治痰。

仲景论嚏随感
——温中散寒、宣阳取嚏法浅议

《金匮要略·腹满寒疝宿食病脉证治》云："夫中寒家，喜欠，其人清涕出，发热色和者，善嚏。"这里，仲景把"喜欠"与"善嚏"并论，显然并非无意。我认为，呵欠与喷嚏是相对应的一组症状，其病机应当是相反的。就阳气的升降而言，前者趋于向下，而后者趋于向上。

有人认为，"喜欠"是正气不足之象。还有人说，由于呵欠尚表示其气有伸展之机，故久病而见此象，是病情有好转的趋势。这两种说法有点自相矛盾。我认为，阳入于阴谓之欠，恰恰说明阳气有下引之势，不能振奋，因而病情尚未见转机。另外，此处"发热色和"之"和"字，一般有两种解释：一是指面色红润，一是指面色如常人。我个人认为，如果与"发热"二字联系起来看应该是阳气来复之象，似应以略显红润为妥。至于"善嚏"，才是说明阳气有伸展布达之势，阳气宣布，阴阳自和，为疾病转愈之佳兆，而且它不仅仅见于外感病程中，即使是内伤久病者亦然。所以，仲景在该篇中紧接着又说："中寒，其人下利，以里虚也，欲嚏不能，此人肚中寒。"这也从反面说明了中寒里虚者不能得嚏，患者只有在里虚有所改善，正气有所恢复或增长，即阳气上升和宣布的情况下才能得嚏。

《医宗金鉴》中把喷嚏形象地比作雷声，云："盖喷嚏者，雷声之义也，其人内阳外阴，阳气奋发而为嚏也。"即阳和则嚏。《灵枢》："岐伯曰：阳气和利，满于心，出于鼻，故为嚏。"由此可见，喷嚏是由于阳气的作用，首先是心阳宣通；其产生的基础必须是"阳气和利"。"和"者，阴阳自和；"利"者，流通畅达之谓也。故喷嚏并非鼻之病，也非仅仅是由于鼻黏膜受到刺激而已，它是人体阴阳自和的自然表现，也是阴阳自和的必然趋势。喷嚏是虽欲制止而不可得，从而发出一种猛烈带声的喷气现象。其音高亢响亮，令人头脑为之一震。这就是阴阳自和的力量，也是人体战胜疾病的征兆。

《王孟英医案》中有一个医案讲张雨农司马因病重，谈及其体气羸疲情形时，"孟英忽曰：公其久不作嚏乎？司马曰：诚然，有年矣。此何故也？孟英曰：是阳气之不宣布也。古唯仲景论及之，然未立治法。今拟鄙方奉赠，博公一嚏如何？……遂以高丽人参、干姜、五味、石菖蒲、酒炒薤白、半夏、陈皮、紫菀、桔梗、甘草为剂，煎服后，驾舆以行。未及三十里，即得嚏"。从此案可以看出，以孟英这样的赫赫名医，竟然关心一个患者是否打喷嚏。这说明他临证思虑之广，辨证之细，能从患者的一点一滴中捕捉到病机，这绝非一个平庸的医生所能做到的。正由于他平时对仲景学说深透的研究及体会，所以才能结合临床有所发挥和创造性地运用。观其在本案中所拟之方，正是本仲景之论述而拟出的治疗方法。本方以走心肺之药居多，据《本经》和《名医别录》所记，这些药大多有温中及补虚之效。尤其是薤白用酒炒后更能起到宣痹通阳之作用。全方振奋心阳，温中散寒，宣肺化痰以开窍，确实取得了"搏公一嚏"的疗效，堪称神奇，从而弥补了仲景在此篇中有论而无治的缺憾，值得我们参考。

总之，外感病得嚏，是阳气奋起抗邪，驱邪外出，是自卫的反应，甚至可不药而愈。内伤久病得嚏，则是阳气来复，得以宣布，病有转机而向愈之势。二者都是在人体阴阳自和的情形下才可能出现。

仲景用药之巧探析

邹润安曰："更可知药之性固所宜究，用药之巧尤所宜参矣。"

我结合学习《本经疏证》后的体会，试从六个方面对仲景用药之巧做一次探析。

一、因势利导，不加逆折

凡病皆有其病机。病机包括病因、病位、病性、病势等。治病的方法之一，就是在辨明病因和病位等的基础上，顺其病势以引导之，给病邪以出路。这样既可减少对人体正气的伤害，也有利于疾病的向愈。这方面张仲景给我们做出了良好的示范。

如仲景用泽漆汤治咳，就是很明显的实例。"咳而脉浮者，厚朴麻黄汤主之。脉沉者，泽漆汤主之。"《金匮要略心典》云："仲景之意，盖以咳皆肺邪，而脉浮者，气多居表，故驱之使从外出为易；脉沉者，气多居里，故驱之使从下出为易，亦因势利导之法也。"

又如越婢加半夏汤和木防己汤，同为治饮，但前者用麻黄，而后者不用。其原因就在于二者病位不同，一为饮着于上而比于表，一为饮着于中而比于里。

又如仲景善于运用厚朴与枳实，亦取其"一横一直"之性，以与各自的病机相应。如厚朴生姜甘草人参汤治"发汗后，腹胀满者"，而枳术汤治"心中坚，大如盘，边如旋盘，水饮所作"。盖腹满者，其机横溢，故用厚朴，随横溢以泄其满；中坚者，其机根固，故用枳实，随根固而泄其坚。一横一直之间，即枳朴至理之所在矣。

再如《金匮》云："诸病黄家，但利其小便；假令脉浮，当以汗解之，宜桂枝加黄芪汤主之。"本条为黄疸初起，湿邪在表，热势不著，宜从汗解，而不但利其小便，实为治黄疸病证中的一种变法或特殊治法。

此外，还有如"患者欲吐者，不可下之"及"哕而腹满，视其前后，知何部不利，利之即愈"等，皆属因势利导之例。

二、峻药缓用，治有操纵

仲景方书中使用峻药之处不少，然皆能用得有理、有节、有法、严格操纵，使其既能发挥独特疗效，而又不使人体受到大的损害。

如巴豆，其性峻猛，仲景用于三物白散中治寒实结胸证。因寒邪与停饮结，故除用味辛气热之巴豆开泄外，又佐之以气力单薄之贝母、桔梗，导其机而缓其势，且又必以热粥冷粥剂量其间，使之当行则行，当止则止。仲景又在治卒暴、中恶之三物备急丸中，虽用巴豆以开通闭塞，而同时又用大黄牵制，寒以制热，更用干姜守住其脾，不使倾筒倒箧，尽出无余。且其每次用量仅服如大豆许三四丸，不效，再稍加，严格掌握并控制药量。可见仲景用巴豆是很讲究制约其暴烈之性的。

又如其治产后瘀血腹痛之下瘀血汤。因该方中大黄、桃仁、䗪虫破血之力较猛，仲景为缓其药性不使骤发，免伤上中焦，故炼蜜和为四丸，每次只服一丸。若新血下如豚肝，即可止后服。况且此丸药用酒煎顿服，就可在峻药缓用的基础上，更加强其活血作用，使药力比较集中地发挥于下焦，有"去疾唯恐不尽也"之意。总之，本方虽用峻药治急病，然峻中有缓，缓中含急，以峻药缓用而成治急病之方，真可见仲景治有操纵之良苦用心。

其他还有如九痛丸之人参，将之与狼牙、巴豆等毒药同用者，"乃使趹趭者将兵，而以纯厚长者监之之术"；又在乌头汤中，使用白蜜煎之以缓解乌头之毒性等，亦属此类。

三、同气相求，以毒攻毒

《金匮》治女子阴中蚀疮烂者，狼牙汤洗之。何以故？邹润安认为，"则以其生气钟于湿中，即能转湿气为生气；又味苦化湿，气寒胜湿热，故凡系邪气热气所生之疗瘑恶疡疮痔，咸赖之为治"。即该药兼有清热、化湿、杀虫三者之长。盖"人之肌肉因湿热而溃腐，虫即借人之溃腐以为生气；狼牙者，固借湿热之气为生气者也。同气相求，以毒攻毒，用药之巧，莫逾于是。"

再如仲景用蜀漆散治疟，并注"洗去腥"。盖蜀漆有毒，气腥，其气恶劣，异于其他草木之药。而"人身恶劣之气钟为病者，在肺无如痰涎，在肠胃之间无如募原之邪，在肝胆之间无如积聚。故痰涎之发为咳逆、寒热，募原之发为疟，积聚之凝为腹中癥坚与痞，蜀漆并能治之"。

又在大黄䗪虫丸中，仲景用干漆治干血，亦妙用如神。盖干漆"就温燥处则荡漾而常似水，就寒湿处则凝结而坚如石。不又似血之遇热则行，遇寒则凝耶？"

还有仲景用蜘蛛散治"阴狐疝气，偏有小大，时时上下"。即取蜘蛛昼隐夜现，时时上下，与狐疝性同的特征，用之为桂枝向导，以入厥阴肝经，宣气散寒，有同气相求之妙。

四、扩充药性，别出心裁

仲景用药，既宗法《本经》，又别出心裁地扩充其物理精奥，因而他能对药物的功能加以创造性地发挥和应用。今以鳖甲和大黄二药为例以见一斑。

鳖甲，《本经》载其"主心腹癥瘕坚积、寒热，去痞、息肉、阴蚀、痔、恶肉"。仲景鳖甲煎丸用之以治疟母，但其用法却非同一般，乃"取锻灶下灰一斗，清酒一斛五斗，浸灰；候酒尽一半，着鳖甲于中，煮令泛滥如胶漆，绞取汁，内诸药，煎为丸"。邹润安认为，此病虽发于外（疟疾之外发寒热），而根据于内（疟母癥瘕之结于内）。本方煮鳖甲"令泛滥如胶漆"，然后同诸药熬令成丸，是化刚为柔法。欲使刚者不倚严附险，随柔俱尽也。仲景在此用鳖甲，意在使其软坚散结以化痞块，虽遵《本经》之旨而用，但这种独特的用法却未见载于《本经》，可谓是一种创新。而在治阴阳毒的升麻鳖甲汤中，仲景意在用鳖甲清血散结以透达邪热，从而辅佐升麻使毒外散，故未采用前边那种煎法。正如邹润安所说，"邪盛于中，达于上而不得泄（如阴阳毒），用升麻鳖甲汤，则鳖甲与诸药不分次第，一概同煎，是以刚催柔法，欲使柔者随刚通降也……以其病机由于气不得升降，其源实由于血壅结不行。升麻之通，通其气耳。故必以水木并化、自下而上直通于目之鳖甲以并之（鳖无耳，以视为听，是并水于木也）。且其味咸性平，清血热而主降主开，但得喉中之结解，则上下通和，邪热自然透达也。于此更可悟血以热结不通，热以血阻更增者，并宜鳖甲主之"。由此可见，在鳖甲煎丸和升麻鳖甲汤二方中，仲景用鳖甲的意图不尽相同，因而其煎法亦有别。《金匮要略选读》在解释升麻鳖甲汤一方时，说本方中鳖甲之用在"滋阴散瘀"，恐于理不够尽当。

再说大黄一药，仲景更是用得精，用得活。他于虚实错杂之证，凡当用大黄者，并不忌之，即使在涩剂中亦常用其发挥斡旋虚实、通和气血之效。如柴胡加龙牡汤治伤寒误下之胸满、烦惊、谵语、一身尽重等。此证暴，仲景以柴桂解外，人参姜枣益中，龙牡铅丹镇内，以治一身尽重、烦惊等，然其"胸满谵语"非大黄不为功，小便不利非茯苓焉能通？是大黄、茯苓实一方之枢纽，必不因此碍龙牡之涩矣。又如风引汤，亦为涩剂，本治热瘫痫。此证缓，仲景以桂甘龙牡，又增之滑石、石膏、赤白石脂、寒水石、紫石英于五脏间，似亦网罗良备矣，而又用大黄及干姜，其理安在？盖"瘫痫而曰热，必其风聚热生，挟木侮土，故脾气不行，积液成痰，流注四末。如上诸物，止及肺心肝肾。作病之本，最要在脾。舍脾何以行气四旁？故大黄者，所以荡涤脾家所聚；而干姜之守而不走，实以反佐大黄。使之当行者行，当止者止。是大黄、干姜又一方之枢，不阂夫涩者也"。以上两个涩剂方中使用大黄的原理，充分体现了仲景用药的高明和巧妙。

五、辅相得宜，配伍有方

中医治病多用复方，即同时用多味药组成一个方剂以治病，所以，其剪裁之妙，辅相之宜，是不能不认真讲究的。正如邹润安所说："不参其同用，不足知其相连之奥妙；不参其独用，不足显其主治之功能。"

如《金匮》矾石丸，所主为"妇人经水闭不利，藏坚癖不止，中有干血，下白物"，尽血病也，何以偏用杏仁？而千金苇茎汤所主为"咳，有微热，烦满，胸中甲错"，尽气病也，何以偏用桃仁？其原理就在于，杏仁入气分而通血脉，治血络不通，气被壅逆者；而桃仁入血分而通气，治因气不行、血遂阻滞者。仲景深知其源，故此用之。然而，在大黄䗪虫丸中，他又何以将此二药并用？这就在于本方所主为"内有干血"。《本经》谓，"盖干血之为物，非气血并坚癖不能成。此方中既用诸泽血、通血、搜血、消血之药，然非桃仁之入阻血中行气，杏仁之久阻气中行血，又何以使两者成和，而化干物为润物，起死物为生物耶？"此正二药联用之奥旨。仲景深知气血之间的紧密关系，故治血不忘治气，治气亦不忘治血。此外，就在同一方中，他又何以将水蛭与虻虫合用？邹润安认为，"盖咸胜血，血蓄于下，胜血者，必以咸为主，故以水蛭为君；苦走血，血结不行，破血者，必以苦为助，故以虻虫为臣"。况此二药一飞一潜，虻虫之性飞扬，故治血结于下而病在上者；水蛭之性下趋，故治血结于上，欲下达而不能者。逐瘀破积，两者相同，而一为搜剔之品，一为滑利之品，二药并用，治蓄血而相得益彰。更进一步，仲景在此方中，又加䗪虫者，实以此药能化血、导血，主络中泣涩断续，并助水蛭、虻虫以成功。

又如柴胡，本为气药，但仲景在治癥瘕之鳖甲煎丸中却用之，亦有深意。盖癥瘕病已连脏及血，故其治当攻坚消积而用鳖甲、䗪虫、蜣螂、大黄等诸飞走灵动之药，然又用柴胡者，正取柴胡有旋转枢机之效。邹润安说得好，"欲攻坚者，转枢机为要"，"坚去而枢机不转，则病邪与气血相溷，必复结于他所为患"。用柴胡正是取其拔本塞源，故鳖甲煎丸中用之，为君药之量的二分之一（方中鳖甲十二分，柴胡六分）。由此可见，仲景治血分之病而用气药，并不拘泥于治血，而血分之病自解。

再如半夏，其性本辛温而燥，但仲景用之于刚剂中，取其锋锐，以驱饮醒中（如黄连汤）；又用于柔剂中，取其断制，以下气和脾（如竹叶石膏汤）。这种精蕴妙义，全在于与他药的配伍监制。故半夏性虽燥，合乎温燥队中，见烦则不用（如柴胡桂枝干姜汤），见渴则不用（如小青龙汤）；合于清润队中，偏为烦与渴之良剂（如麦门冬汤、竹叶石膏汤）。

至于桂枝伍白芍、生姜联大枣以和营卫，黄连与干姜并用以调和中焦寒热，五味子配干姜以治咳逆上气，枳实伍白术以治脾虚饮停之饮证，柴胡配黄芩以和解少阳之寒热等，都是很有名的药物组合，无须赘述。

六、虚实互求，兼治无碍

邹润安云："古人治病，每于实病中求虚，虚病中求实。实病中求虚，如《伤寒论》所载是也。病机错杂，邪气方盛之时，才见一种虚象，便即人参、白术、阿胶、地黄放胆用之。虚病中求实，如《金匮要略》所载是也。五劳虚极羸瘦，乃主以大黄䗪虫丸，且美其称曰'缓中补虚'。"

以桂枝新加汤为例，原文曰："发汗后，身疼痛，脉沉迟者，桂枝加芍药生姜各一两人参三两新加汤主之。"因发汗太过，兼损营气，筋脉失养，故仲景用此方调和营卫、益气和营。邹润安说："夫始本不用人参，以下后（此'下'字应为'汗'字）虚甚邪微，邪因虚陷而用之。"

又如治少阴病"心中烦，不得卧"之黄连阿胶汤。方中既用黄连、黄芩清心火除烦热以治其实，又用阿胶、芍药、鸡子黄滋阴养血安神以治其虚，从而使心肾相交、水火既济，心烦不得卧之症自已。

还有猪苓汤治水热互结、郁热伤阴者，方中既用二苓、泽泻、滑石利水清热，又用阿胶滋阴润燥，其总的治则就是滋阴利水，虚实兼治。此外，还有治产后下利虚极之白头翁加甘草阿胶汤，治曾经半产，瘀血在少腹不去之温经汤，治水与血俱结在血室之大黄甘遂汤，治狐惑病之甘草泻心汤等，不胜枚举。

大自然是中医的老师

有人说："中医认为，病人是医生的老师。"而我则要说，中医还有一个伟大的老师，那就是大自然。没有大自然，就没有中医。是大自然的无穷奥秘、神奇绚丽，启迪、孕育和教导了中医，也丰富和完善了中医，使之成为世界医学园林中的一枝奇葩。

首先，我们看看作为中医经典理论基础的《内经》是如何讲中医效法自然的。

"阴阳者，天地之道也，万物之纲纪，变化之父母，生杀之本始，神明之府也，治病必求于本"。《内经》开宗明义地提出了中医学必须以阴阳为纲，因为阴阳是天地之道，是整个自然界普遍存在的规律与法则，疾病当然也不能例外。在阴阳变化中去寻求答案，这是总的原则，也是中医效法自然的最根本的体现。《内经》所谓的"提携天地，把握阴阳"，"法则天地"，"其知道者，法于阴阳，和于术数，食饮有节，起居有常，不妄作劳"，"春气之应，养生之道"，"夏气之应，养长之道"，"秋气之应，养收之道"，"冬气之应，养藏之道"，"所以圣人春夏养阳，秋冬养阴，以从其根，故与万物沉浮于生长之门"，如此等等，难道不都是在效法自然？《内经》把脏腑分别比喻为"君主之官、相傅之官、将军之官、中正之官、仓廪之官"等，这算不算是效法自然？而其配药拟方则称"主病之谓君，佐君之谓臣，应臣之谓使"，这又是不是效法自然呢？古人观察到世间万物无不升降，无不出入，所以总结出"出入废则神机化灭，升降息则气立孤危"，这是何等的精辟！

《内经》把天地、上下、阴阳、气血、左右、水火等，统统包容在一起来论述人的生理、病理，并据此来指导疾病的诊断和治疗。因此它指出，"故治不法天之纪，不用地之理，则灾害至矣！""不知年之所加，气之盛衰，虚实之所起，不可以为工矣！""阴阳四时者，万物之终始也，死生之本也，逆之则灾害生，从之则苛疾不起，是谓得道。道者，圣人行之，愚者佩之"。《内经》中提到的这个"道"，就是指自然法则和规律，是我们应当遵循和效法的。孙思邈也说过"太上畏道"，也是这个意思。只有敬畏它，你才会去模仿它，效法它。

从以上所引的原文中可以看出，《内经》所谓的"把握、法则、法于、从之、行之"等，都含有效仿、效法的意思；而它所反对的是"不法、不用、不知、逆之、背之"等，并指出其危害，即不效法自然所带来的灾难。

总之一句话，整部《内经》都贯穿着中医必须以自然为师，通过效法自然以养生及诊治疾病的思想。

其次，我们从中医学的历史及其具体内容，如理、法、方、药中亦可清楚地看到这一点。

大自然是神奇诡异、威力无穷的，其千姿百态、千变万化，无不给人以丰富的联想及灵感。许多中医学知识正是古人通过对大自然和社会生活的长期观察而逐渐地摸索和总结出来的，其中不乏在实践中效法自然的结晶。

"月晕而风，础润而雨"，事物的变化总有其征兆。古人深知有诸内必形诸外，内外相应，故曰："疾发于五脏，则五色为之应，五声为之变，五味为之偏，十二脉为之动。"由此创立了四诊（望、闻、问、切）这样执简驭繁而又有效的诊断疾病的方法。古人还观察到"橘过江而为枳，麦得湿而为蛾……漆之于人，有终日抟滩而无害者，有触之则疮烂者"。所以中医治病也要因人、因时、因地制宜，不能一成不变或一概而论。还有中医所谓"卫气""营气"之命名，正是根据其一行于脉外护卫体表，一行于脉中化血以营四末及脏腑。

李时珍自述其《本草纲目》"虽命医书，实赅物理"。即这本书中包含了许多自然现象及道理。医理即物理，或由物理启发而来。古人有感于"户枢不蠹，流水不腐"，华佗因而创五禽戏以养生，流传后世。

徐灵胎提出了著名的"用药如用兵论"，如"一病而分治之，则用寡可以胜众，使前后不相救，而势自衰……病方进，则不治其太甚，固守元气，所以老其师"。书中还有增水行舟法、釜底抽薪法、滋水涵木法等。这些都是从自然现象中观察学来的。

中医讲究"究天人之纪"。"天"就是大自然，中医的所有活动，包括养生及诊治疾病，都要考察是否符合"天之纪"。只有效法自然，你才能去顺应它，得到安康。

大自然蕴藏着无穷无尽的奥秘，中医在向大自然的学习中变得聪明睿智。所以我说，大自然是中医伟大的教师。

仲景学术与《内经》

张仲景的《伤寒论》和《金匮要略》处处体现了对《内经》理论的具体运用，可以说，《内经》是仲景学术的理论渊源，仲景学术则是对《内经》理论的成功实践和发展。下面，我试就仲景学术与《内经》的关系做一浅探。

一、论病以阴阳为纲

阴阳为万物之纲纪，这是《内经》中最重要的学术思想。仲景著作中明确地反映出以阴阳为纲的学术观点。

首先，在仲景的著作中，从疾病的分类，到病因、病位、病机、脉象，以及治疗方法和疾病的预后转归等，无不以此为纲。如《伤寒论》云："病有发热恶寒者，发于阳也，无热恶寒者，发于阴也。"从《金匮·脏腑经络先后病》篇中所谓的"阳病十八"和"阴病十八"来看，其前者所指为"头痛，项、腰、脊、臂、脚掣痛"，多属外感"贼风虚邪"之疾；而后者所指为"咳、上气、喘、哕、咽、肠鸣、胀满、心痛、拘急"等，则多属"饮食不节，起居不时"或"阴阳喜怒"所引起。这与《内经》关于疾病的阴阳分类原则大体一致。再如《伤寒论》曰："太阳中风，阳浮而阴弱，阳浮者热自发，阴弱者汗自出。"此处所谓的"阴""阳"，既是指脉象（浮取与重按），复言病机（营弱卫强）。又据《素问·阴阳应象大论》中关于"审其阴阳，以别柔刚"之训，仲景将痉病分为柔痉与刚痉。仲景还将《内经》中"察色按脉，先别阴阳"的精神贯穿于脉诊中。如《金匮·胸痹心痛短气病》篇曰："夫脉当取太过不及，阳微阴弦，即胸痹而痛。"妇人杂病篇亦指出，"三十六病，千变万端，审脉阴阳，虚实紧弦"。

　　从治法和方药上看，桂枝汤调和营卫，黄连汤治上热下寒证，半夏泻心汤等治脾胃不和、寒热错杂致痞，小柴胡汤和解少阳，乌梅丸治寒热错杂之久利，附子泻心汤治热痞而兼阳虚等，皆属于调和阴阳的著名方剂。在同一方剂中，仲景又常常攻补兼施、温清并用，如温经汤、鳖甲煎丸、大黄甘遂汤、桂枝芍药知母汤等。这些都是仲景对《内经》"谨察阴阳所在而调之，以平为期"法则的具体运用。

　　对于疾病的预后和转归，仲景亦十分重视阴阳是否自和的问题。如仲景曰："凡病……阴阳自和者，必自愈。""伤寒六七日不利……其人汗出不止者，死，有阴无阳故也。"

　　其次，从《伤寒论》六经辨证体系的建立与《内经》中论述六经（六气）的诸多内容来看，二者也完全是一脉相承的。

　　《素问·至真要大论》曰："夫百病之生也，皆生于风寒暑湿燥火，以之化之变也。"而《伤寒论》实际上讲的就是六气的病变，以及如何辨证施治的问题。其六经之名完全取自《内经》，也是根据阴阳之气的多少而得名的。如《素问·天元纪大论》所述，"厥阴之上，风气主之；少阴之上，热气主之；太阴之上，湿气主之；少阳之上，相火主之；阳明之上，燥气主之；太阳之上，寒气主之。""阴阳之气，各有多少，故曰三阴三阳也。"所以，仲景的六经辨证，讲的就是风寒暑湿燥火六气的病变，而六气皆本于阴阳一气之所化，故六经病变皆以阴阳为辨证总纲。仲景六经辨证体系的建立，是对《内经》五运六气学说的继承和发展。

二、正邪相搏的病因观

《内经》认为，疾病的发生与发展取决于人体正气与邪气相争的结果，并十分重视和强调维护正气以抗御外邪的重要性。如"正气内存，邪不可干，精神内守，病安从来"，"凡阴阳之要，阳密乃固"，"无盛盛，无虚虚，而遗人夭殃；无致邪，无失正，绝人长命"。而在仲景的著作中，亦充分表现出正邪相搏的病因观。《伤寒论》的治法中始终贯穿着"扶阳气""存阴液"的基本精神，从而达到邪去正安的目的。如《伤寒论》云："血弱气尽，腠理开，邪气因入，与正气相搏，结于胁下。正邪纷争，往来寒热。"《金匮·脏腑经络先后病脉证》篇云："若人能养慎，不令邪风干忤经络……不遗形体有衰，病则无由入其腠理。"

此外，仲景治病还有一个很重要的方法，那就是虚实互求。如其治风寒兼阳虚漏汗证之用桂枝加附子汤即是，而其治"五劳虚极羸瘦"之虚劳证却以大黄䗪虫丸主之。这些都充分反映了他扶正祛邪的治疗观，也正是《内经》"邪气盛则实，精气夺则虚"这一观点在医疗实践中的具体运用。

三、治病求本

《素问·阴阳应象大论》有"治病必求于本"之明训，仲景则将此原则贯彻于自己的医学实践中。"本"，可从三方面理解：一是阴阳，二是病机，三是指先病者。关于"本"是阴阳，已在前面做了阐述。至于作为病机而言，是仲景始终紧紧抓住不放的。虽然在其著作中直接讲明病机的条文不算多，但从其对各种病候的叙述及所列的治疗方药中，我们不难窥见仲景对每一证候的病机孜孜以求的良苦用心。如《伤寒论》云："妇人中风七八日，续得寒热，发作有时，经水适断者，此为热入血室，其血必结，故使如疟状，发作有时，小柴胡汤主之。"患者有"经水适断"的症状，表明其病已在血分，邪热与瘀血相搏，但仲景仍主用柴胡者，因其病程不长，血与热结尚为短暂，故可用柴胡拔去热邪（《本经》谓柴胡"主心腹，去寒热邪气"），而血结自散。此亦是求本之治。

《金匮》云："咳而脉沉者，泽漆汤主之。"所谓脉沉，当责有水，故本方以泽漆为君，使水气还归于肾，不是治咳，咳无不止。由此可见仲景治疗咳嗽，并不局限于止咳化痰平喘，而是求其所以咳者而治之。

再如仲景治"腹满，口舌干燥，此肠间有水气"之己椒苈黄丸一方中的方后注指出"渴者加芒硝半两"。芒硝岂能治渴？究其病因，乃津液与痼癖结，遂不得上潮为渴，去其痼癖，正使津液流行。同样，《伤寒论》中柴胡加芒硝汤治少阳病兼下利证，亦是仲景用药的高明之处。按理说，芒硝安能止利？但小柴胡汤偏加之以止利，盖积聚结于中，水液流于旁为下利，去其积聚，正所以止其下利。此非求本之治欤？

《素问·标本病传论》曰："知标本者，万举万当；不知标本，是谓妄行。""先泄而后生他病者治其本，必且调之，乃治其他病。先病而后生中满者治其标；先中满而后烦心者治其本。""小大不利治其标，小大利治其本。"仲景深得其旨，如在《伤寒论》中云："下利，腹胀满，身体疼痛者，先温其里，乃攻其表。温里宜四逆汤，攻表宜桂枝汤。"

四、病机与治法

《素问·至真要大论》中提出要"谨守病机，各司其属"。在仲景的著作中我们可以看出，他对许多疾病病机的认识与《内经》是一致的。如《内经》云"暴注下迫，皆属于热"，仲景则有葛根芩连汤、白头翁汤等与之相对应。《内经》云"诸呕吐酸，诸逆冲上，皆属于火"，仲景则有黄连汤、大黄甘草汤等与之相对应。《内经》云"诸痉项强，皆属于湿"，仲景则将"痉"与"湿暍"合在一篇中论述。《内经》云"劳者温之""寒者热之"，仲景则用当归生姜羊肉汤与之相对应。《内经》云"风者，百病之始也"，仲景则将桂枝汤列于《伤寒论》之篇首，治太阳病中风证，为群方之冠。《内经》云"五脏六腑皆令人咳，非独肺也"，仲景在"肺痿肺痈咳嗽上气病"篇中着重讲了以肺病为主因的咳嗽，又在"痰饮咳嗽病脉证"篇中讲了由于脾肾功能失调所生的痰饮亦可致咳的问题。《内经》云"肝受气于心，传之于脾""五脏相通，移皆有次，五脏有病，则各传其所胜"，仲景则在《金匮》的首篇即开宗明义地提出了肝病可传脾、当先实脾的治未病思想。

总之，《内经》的阴阳理论、五运六气学说、天人一体观、对疾病病因病机的认识及诊断治疗法则等，无不深深地影响着仲景的临床实践及其论著。可以说，没有《内经》，也就没有《伤寒杂病论》。而后者在理论与临床实践相结合，以及辨证论治与理法方药融为一体方面，又大大地向前发展了一步。有人曾说，《伤寒论》就是在《素问·热论》的基础上发展起来的《素问注释汇粹》、五版《黄帝内经》讲义皆持此说）。我认为，这种说法把《伤寒论》的基础缩小了一些。仲景在《伤寒论·自序》中即明言"乃勤求古训，博采众方，撰用《素问》《九卷》《八十一难》《阴阳大论》《胎胪药录》，并平脉辨证，为《伤寒杂病论》合十六卷"。可见他正是遵循《内经》等经旨古训来指导自己的医学实践并著书立说的，其著作与《内经》互为表里，共同汇成了祖国医学中一股万古不竭的清泉，潺潺不绝地流淌。

《内经》"形乎形，目冥冥"之我见

《易经》云："形而上者谓之道，形而下者谓之器。"中医形态学除了含有所谓"器"的内容(即研究有形的一面)，而同时更多地还含有超越形体之上的"道"的论述。这个"道"，即是中医形态学的精华所在，是其主要的、核心的部分。

《素问·八正神明论》对"形"有这样的阐释，"岐伯曰：请言形，形乎形，目冥冥，问其所病，索之于经，慧然在前，按之不得，不知其情，故曰形"。"视之无形，尝之无味，故谓冥冥，若神仿佛"。前面一节翻译成白话就是：岐伯回答黄帝说，请让我告诉你，什么是病的形态？ 形态啊，形态啊，我怎么看不大清楚啊！ 询问他的病情，探索病的经络所在，好像已明白它就出现在眼前，但是却触摸不到它，不知它究竟是个什么情况，所以说，这就是病的形态。岐伯这样具有大智慧的医学家对"形"的阐释，从表面上看好像并没有解释清楚，让人不大明白，实则不然，其中含有深意。

首先，这恰恰反映了中医形态学的一个特征。即要求我们在研究和探讨人的生命和疾病的时候，决不能只重视有形而忽视无形，不能只见其外不见其内，也就是说决不能停留在只探究病变的具体形态上。病的外部形态固然重要，然而更重要的是存在于内部的病机。张景岳云："机者，要也，变也，病变所由出也。"难怪《内经》告诉我们要"有者求之，无者求之"，要从"无"中看到"有"。因为一切有形的东西都产生于无形，所谓"天下万物生于有，有生于无"。疾病岂能例外？ 只有这样，我们对"形"的认识才更全面，更接近于真实，也才更接近于"道"。正如老子在《道德经》中所说，"道"的存在形式就在恍惚之中，因为它是"无状"又"无物"的。可见老子之论"道"，与岐伯之论"形"与"神"有异曲同工之妙。

其次，这段话还说明了一个事实。即人类对于疾病乃至于整个生命过程的认识还不够完善，还比较有限，即使是在深刻的理论内涵和科学方法指导下的中医学，对许多问题都还是"知其然而不知其所以然"，连岐伯都坦率地承认了这一点，谓之"冥冥"，谓"按之不得，不知其情"。有学者说得好："中医学踏进了医学处女地的纵深地带，遇到问题没能解答，但别的医学连一只脚都还没有踏进来。把这些问题解答清楚，就一定是突破。"

总之，我们如果把"形乎形，目冥冥"一段话的意思引申开来，就可以提出这样一个问题：为什么我们一定要见到一个有形的物体，或者说当见到这个物体（形体）已经有了某种改变的时候才承认其"有病"或才能"确诊"，才能进行治疗？ 为什么一定要强调和重视这个"有"，而忽视了这个"无"？ 老子云："有之以为利，无之以为用。"难道我们不可以把这个"无"作为诊治疾病的出发点吗？祝世讷教授指出，"五脏、经络提示人的非解剖结构的存在，研究清楚了，会揭开人体结构的另一面"。"东方科学、东方医学强调对无形的'功能态'的把握，如此，我们是否可以这样看，对人的非解剖结构和无形的"功能态"的认识与探索，对于医学而言是属于更高级别的层次"。

有人认为，"整个中医学是建立在没有形态的功能变化之上的，因而必须要对自己现有的理论体系做一番重构。我认为，此种观点实际上是一定程度上对中医学理论科学性的否定，是要从根本上改造中医学，使之符合西医学所要求和所能接受的那样一种模式。若真如此，那就不是真正意义上的中医学了，或者说就是有其名而无其实的了。一部《内经》，就是一部生动、形象的中医形态学，是任何一部其他医著所不能代替的。它与西医学的同类学科如解剖学比较起来，应该说更抽象、更概括、更广大，也更有韵味，经得起咀嚼和慢慢领会。千百年来它有效地指导着中医的临床实践，正如王冰所说"稽其言有征，验之事式"，我们有什么理由要推倒它而另起炉灶去重建一套什么新的中医形态学呢？

综上所述，我们由"形乎形，目冥冥"一段原文中可以领会：

诊病之道，最重要的是靠医者的智慧，包括直觉、顿悟及推理等，而绝非仅仅靠患者身体上所发现的形迹。这也正是中医诊断学的特色之一。

《内经》论"神"

《内经》关于"神"的论述较多，散见于不少篇章。如《素问·八正神明论》中就有一段很精彩的论述，"帝曰：何谓神？ 岐伯曰：请言神。神乎神，耳不闻，目明心开而志先，慧然独悟，口弗能言，俱视独见，适若昏，昭然独明，若风吹云，故曰神"。这段话不过 50 字，我把它翻译成白话就是：神是耳朵听不见的，它只与目和心有关。也就是说，只有心和目关注于它的时候（即所谓"志先"），才会在一瞬间明白、领悟，但又很难从口中表达。虽然大家都在看，但只有"目明心开而志先"的人才能单独见得到且感觉到它的光辉，有时候它就像被风吹过的云，瞬间即逝。神不是一样实实在在的东西，你不可能把它固定下来抓在手上。这是《内经》关于"神"的最直接而又有些朦胧的解释。那么，"神"究竟是个什么东西呢？

一、神为生之本，神即生命

人体是有形的，但生命是无形的，这个生命就是神，离开了神的生命是不存在的。《灵枢》的灵、枢二字，就是指生命之神机。《灵枢·本神》谓"生之来谓之精，两精相搏谓之神"。按此说，"两精相搏"就是生命的开始，神存在于这个"相搏"的运动状态的始终。王礼贤先生说，"神"字的意蕴在"申"，"申"乃记闪电义之"电"字的初文。"两精相搏"就如同闪电一样，这就是最形象、也最具原始代表意义的"神"。它最终化作了《内经》对人体生命现象的富蕴哲理的睿识。

神既是抽象的，又是具体的，它可以通过天、地、体、脏、色、音、声、窍、味、志、变动等诸方面得以体现。《素问·阴阳应象大论》指出，"神在天为风，在地为木，在体为筋，在脏为肝，在色为苍，在音为角，在声为呼，在变动为握，在窍为目，在味为酸，在志为怒"。当筋不能伸，手不能握，目无光彩，青如草兹，魂不能藏，就说明神将亡失矣。

二、神乃自生，存在于升降出入之间

神是自然包括人的自身所产生的，非外力所造。所谓"五味入口，藏于肠胃，味有所藏，以养五气，气和而生，津液相成，神乃自生"。生命内藏自稳、自调、自控、自生、自化、自和的功能，即《内经》所谓"化不可代，时不可违"，"无代化，无违时，必养必和，待其来复"，这也体现了中医治疗学的根本出发点。

神如果体现在人体身上，则离不开呼吸与消化的过程，因此它存在于"升降出入"之间，即所谓"呼吸精气，独立守神……去世离俗，积精全神"，"出入废则神机化灭，升降息则气立孤危"。所以中医认为，人有胃气则生，无胃气则死，可通过练习呼吸吐纳的气功方法以养生。

三、心藏神，心乃神之变

"心藏神"是《内经》的一个很重要的学术观点，它显然有别于西医所谓的"大脑主神经及思维活动"的理论。因为《内经》所谓"心"，实际上并不单指心脏这个解剖学上的实体，它指的是一个范围更广、更抽象的概念，即人的所有生命活动的主宰，当然也包括思维、意识等。《内经》认为，心为"君主之官，神明出焉"，心为神之主，心与神的关系最密切。

神首先反映在人的面部，所谓"心者，生之本，神之变也，其华在面"。所以，望诊为四诊之首。傅景华先生根据《内经》对神的论述，提出了"神诊"与"神治"的概念，认为望诊可通神。他还说，"温胆汤、柴胡龙骨牡蛎汤等，皆为治神之方"。有思则有神，神亡则思灭。《内经》所谓"惊则心无所依，神无所归……思则心有所存，神有所归"。这里，它把心与神相提并论，所以当人昏迷而无所思的时候，基本上处于一种失神或神无所归的状态。

四、阳气是神的基础，静则神藏

《内经》指出，"阳气者，精则养神，柔则养筋"。如果阳气丧失，则神即消亡。神需以气血为基础，须谨养之。《内经》还指出，静是神藏的基本条件，所谓"阴气者，静则神藏，躁则消亡"。静就是和，即心平气和、平静、有序；躁就是躁动不安，混乱无序。此外，《内经》中还有许多关于"淫气"的论述。张志聪云"淫气者，阴气淫佚，不静藏也"；全元起云其为"阴阳之乱气"。气乱则不静，所以有"淫气喘息""淫气忧思""淫气遗溺""淫气乏竭""淫气肌绝"等，皆神不安之象。

五、调神就是从阴阳，针刺以治神为先

《素问·四气调神论》中的"神"，不仅指精神意志，还指生命活力或生机、生气。这个生气与四时相应，即生、长、收、藏。"所以圣人春夏养阳，秋冬养阴，以从其根，故与万物沉浮于生长之门"。故调神即是"从阴阳"。《内经》云："凡刺之真，必先治神。"也就是说，针刺必须调神运气。神必须高度集中而不受外界干扰，"如临深渊，手如握虎，神无营于众物"。孙思邈说的"安神定志，无欲无求"也是这个意思。

傅景华先生说："在无我无物、清净内观的意境中，就会出现心神洞开、肾志反先的空灵……这是心领神会而出神入化的领悟。"所谓"神治"，就是"治之极"，即治疗的最高境界。一般的医生很难达到此境。

六、神去则病不愈

人体自身的调节机能丧失可称为"神不使"。《内经》云："何谓神不使？……今精坏神去，营卫不可复收……故神去之而病不愈也。""得神者昌，失神者亡。""失神"就是生命失去了自稳、自调、自控、自生、自化与自和的功能，生命也就结束了。

七、所谓"玄生神"

"玄"就是"阴阳不测"的意思。《内经》云，"故物生谓之化，物极谓之变，阴阳不测谓之神"。意思是说阴阳的变化无穷无尽、难以意料，有时就像划破长空的闪电雷鸣，让人惊叹它的奇异。《内经》亦云，"其在天为玄，在人为道，在地为化；化生五味，道生智，玄生神"。意思是说，自然界和宇宙是玄远幽深的，在这玄远中蕴含着无穷无尽的阴阳变化及奥秘，这就是所谓"神"。因此我们不必回避中医的玄秘性，因为大千世界本来就如此。

八、所谓"神转不回"

《内经》指出，"道在于一，神转不回，回则不转，乃失其机。至数之要，迫近以微"。这里的"一"，即指"神"。"道在于一，神转不回"的意思是，道就存在于"神"中。神就是自然界以不可抗拒的规律循环旋转，如春夏秋冬四季循环，木火土金水五气循环，不衍其序。若四时颠倒，五行倒置，则称为"回"，回则自然界不能规律循环旋转，从而失去生机。

《内经》中关于"神"的复合词有神明、神气、神脏、神机、精神、人神、鬼神等。它对于"神"的论述是全面而深刻的，涉及中医的养生、诊断、治疗等各方面。它阐明了神为生之本，养生在于守神。神与形的关系是神为本，形为末。它强调中医学的首要任务就是顺应和按照四时阴阳的规律调神、治神。高明的中医一定对"神"有深刻的理解和把握，所谓"三指能回季谷春"和"望而知之谓之神"绝非虚语，这也是一个中医人所应该追求并达到的至高境界。

谈《内经》所谓"从容人事"

"从容人事"，语出《素问》"从容人事，以明医道。贵贱贫富，各异品理，问年少长，勇怯之理"。这是在论圣人治病时的"必知"数项之一。

此处所谓"从容"，有人认为是指举动行为沉稳和缓之意。我认为，它还含有权衡、考虑、静察之意。张介宾注，"《从容》，古经篇名，盖法在安详静察也"。而所谓"人事"，即人间世事，其包括的范围甚宽，诸如贵贱贫富、信仰、道德、风俗、文化、性情、性格、家庭及社会环境、遭遇、苦乐等。《内经》曾有"尝贵后贱""尝富后贫""封君败伤""暴乐暴苦""暴怒""始乐后苦""离绝菀结""忧恐喜怒"等描述，并说明这是医生在诊病时必须了解的（即所谓"先问"），否则就可能发生过失。这亦是属于医生必知的事项，若"诊病不审，是谓失常"。

与"从容人事"相对应的，就是"诊无人事"，即诊病时不考虑患者的实际生活经历、所处环境及思想感情等方面的因素。这样的话，有时候就难免会"诊之而疑，不知病名"，即如《内经》所说"此治之五过也。凡此五者，受术不通，人事不明也"。所以，"凡未诊病者，必问尝贵后贱，虽不中邪，病从内生，名曰脱营；尝富后贫，名曰失精"。因此，《内经》所举的"脱营、失精"之病，都是由"诊无人事"引起的。而人事中还包含着人情，人之七情六欲复杂而乖张就可能产生疾病，所谓七情可致疾也。这些七情所致之疾往往单纯依靠药物未必能治愈，还须得辅以适当的心理治疗或改变生活环境等。清代戏剧家李渔在这方面深有研究与体会，这在其所著《闲情偶拾》一书中多有阐述。虽然他不是一个医生，但他在"从容人事"疗疾方面算得上是一个高手。比如他就认为"本性酷好之物可以当药""素常乐为之事可以当药"等。可见精神因素对于疾病的治疗及调理的重要性。

我们从历代名医医案中也不难找到一些关于"从容人事"的记录。如《王孟英医案》载,"一卖酒人,姓陆,极窘而又遭颠沛,久而患一异疾。形消善痒,虱从皮肤而出,搔之蠕蠕,医治莫效。孟英诊曰:悲哀劳苦,阳气受伤,曲蘖浸淫,乃从虫化。予补气药加杉木、桑枝而愈"。这里所谓"悲哀劳苦""窘""颠沛"和"曲蘖浸淫"都是属于人事,也就是此病的病因,是医者应当考察得到的,岂能忽之?

再如《洄溪医案》上亦载有一案,"殷某,年近八旬,素有肠红证。病大发,饮食不进,小腹高起,阴囊肿亮,昏不知人,脉洪大有力。徐洄溪先以灶灰、石灰做布袋,置阴囊于上,袋湿而囊肿消;饮以知母、黄柏泻肾之品。三日后,其子扶病者至,在座无不惊喜,同问'何以用伐肾之药而愈?''洄溪答曰:'此所谓欲女子而不得也。'殷某曰:'君真神人也!'并告以实"。此案就是一个典型的"从容人事"的案例。徐洄溪感叹说:"非通于六经之理与岐黄之奥者,不足言也!"这个"理"与"奥"就是如《灵枢》所说:"圣人之为道者,上合于天,下合于地,中合于人事,必有明法。"也就是说,中医治病要求考虑天、地、人三者,三者之中,也许人事还更为关键。法天则地、从容人事、治求中和,共同构成了《内经》的治疗思想,指导着我们的临床。

2年多前,我曾接诊了一王姓的女患者,47岁。因与别人打官司8年,不满判决而患精神病。就诊时症见夜尿频,虽胀急而解不利,量少,兼有腰酸,月经不定期,面略浮,舌质略淡。我诊断其证为肝郁夹肾虚,其病因显然与情志不遂有关。还有一刘性女患者,54岁,平素工作起早贪黑,十分辛苦,此次主诉是脐腹周围痛,西医查有肝囊肿及胆息肉,舌光净无苔且红,面色略黄,体偏瘦。我诊断其因长期熬夜、劳累导致阴虚，便让她平时多吃养阴的食物，如沙参、百合、猪肉等。患者第2次来复诊时，已见效。

综上所述，"从容人事"就是医生明察人事的意思，它是《内经》中圣人治病"必知"的七项（天地阴阳、四时经纪、五脏六腑、雌雄表里、刺灸砭石、毒药所主、从容人事）之一。《内经》在多处使用了"人事"一词，反复强调了在诊治疾病过程中明察人事的重要性。"从容人事"还体现了中医学以人为本的思想观念，它启发我们必须注意了解患者的生活经历、环境、遭遇及心态情志等的具体变化，才能进行有针对性的个体化治疗。

《内经》的文化美

《内经》全书处处体现了中医药文化之美，可以说，它就是一部中医文化美学著作，是中华医道的原生态形式。《内经》的文化美在于思想美、理论美、医术美和文字美。

语言和文字是文化的基石。试看《内经》的语言是何等的精炼、丰富而且规范，《内经》的文字是何等的优美而富有文采。

一、建立了独特的中医基本概念

首先，《内经》建立了一套精辟而独特的中医学基本概念，如阴阳、经络、气血、正邪、六气、五味、脏腑、虚实、标本、病机、寸关尺、浮沉滑涩、望闻问切等。这些概念构成了中医学基础理论最基本的元素与内涵。

《内经》对这些概念的表述十分准确到位，几乎不可移易。如阴阳的概念是，"阴阳者，天地之道也，万物之纲纪，变化之父母，生杀之本始，神明之府也。治病必求于本"。又如，它对"精、神"等的定义为，"两神相搏，合而成形，常先身生，是谓精"。"故生之来谓之精，两精相搏谓之神，随神往来谓之魂，并精而出入者谓之魄，所以任物者谓之心，心有所忆谓之意，意之所存谓之志，因志而存变谓之思"。再如，"气、血"的概念是这样写的，"上焦开发，宣五谷味，熏肤、充身、泽毛，若雾露之溉，是谓气。中焦受气，取汁，变化而赤，是谓血"。像这样的描述多么生动形象，而又简明扼要。像这样的概念，可谓为千古名句，传之万代而不朽。

此外，《内经》创立的中医学的基本名词概念还有许多，如肾气、阳气、阳明脉、任脉、太冲脉、天癸、营气、少火、壮火、五脏、六腑、经隧、逆从、正治、反治、热因热用、君臣佐使等。用今天的话来说，这些概念在医学领域都属于原创，有其专属性。

二、《内经》的思想美

《内经》是传经布道之书。在其第一篇中，"道"字便五见，在其他篇章中也多次出现。传经论道，以化成天下。这个"道"就是养生祛疾之道，这个思想就是"法自然，致中和"的思想，这是中医学的本质与灵魂，也是中医学的优势和生命力所在。

请看，它提出的"治病必求于本"的思想不美吗？它所谓"提携天地，把握阴阳"的思想不美吗？它"不治已病治未病，不治已乱治未乱"，以预防为重的思想不美吗？它所主张的天人相应的思想不美吗？它提出的"亢则害，承乃制"，"阴阳不测谓之神"和"食饮有节，起居有常，不妄作劳"的思想不美吗？它所谓"法天则地，随应而动……匠无鬼神，独来独往"的思想不美吗？它所提出的"化不可代，时不可违。无代化，无违时，必养必和，待其来复"的思想不美吗？总之，中医药文化的核心价值观在《内经》中就已经基本形成或树立，你能说它的文化不美吗？

三、《内经》的理论美

《内经》用极富有感染力和文采的文字，记录下了沿用近两千年、迄今仍堪称先进的中医学理论。全书是文字与内容的完美结合。

首先，它对人的生理和病理做了精辟的论述及高度的概括。生理方面，如"阴平阳秘，精神乃治；阴者藏精而起亟也，阳者卫外而为固也"；"升降出入，无器不有"；"饮入于胃，游溢精气，上输于脾，脾气散精，上归于肺，通调水道，下输膀胱"。病理方面，如"邪之所凑，其气必虚；余知百病生于气也，怒则气上，喜则气缓……故阳强不能密，阴气乃绝"；"胃不和则卧不安"；"出入废则神机化灭，升降息则气立孤危"；"风胜则动，热胜则肿，燥胜则干"；"饮食自倍，肠胃乃伤"；"心肺有病，而鼻为之不利也"。

其次，对疾病的诊断与治疗，《内经》也创立了一套执简驭繁、行之有效的方法。它以天人合一的整体观来考察、分析病情，强调人要"与天地如一，得一之情，以知死生"。它以阴阳为纲，提出四诊合参，指出"善诊者，察色按脉，先别阴阳；审清浊而知部分；视喘息、听声音而知所苦，观权衡规矩，而知病所主；按尺寸，观浮沉滑涩而知病所生。以治无过，以诊则不失矣！"它用"以我知彼、以表知里、以观过与不及之理"，即用类推、目察、意识、指别等方法来揣度病情。如"诸有水气者，微肿先见于目下也"；"颈脉动，喘疾咳，曰水"；"夫不得卧，卧则喘者，是水气之客也"；"五脏六腑固尽有部，视其五色，黄赤为热，白为寒，青黑为痛，此所谓视而可见者也"。它还提出了"法天则地，从容人事，治求中和"的治疗学思想，强调要"谨守病机，各司其属"，且初步建立了脏腑病机和六淫病机的理论，如"诸湿肿满，皆属于脾"，"诸暴强直，皆属于风"等。

总之，《内经》从整体角度、功能角度和运动角度把握生命规律所建立起来的中医学理论，是被抽象化了的、形而上者的"道"，是经得住临床实践检验的。所以，王冰说它"其文简，其意博，其理奥，其趣深，天地之象分，阴阳之候列，变化之由表，死生之兆彰……稽其言有徵，验之事不忒"。《内经》理论之美，也正在于此。

四、《内经》的医术美

《内经》的医术比较全面地反映在中医诊断治疗学中，可以说，《内经》为中医诊断治疗学打下了坚实的基础。

它提出"法天则地"作为养生祛疾治病的总原则，提出"察色按脉，先别阴阳"作为总纲领，提出"因而和之，是谓圣度"作为总治则，提出"谨守病机，各司其属"作为辨证论治的核心。它还提出因人、因时、因地制宜，以及"大毒治病，十去其六，常毒治病，十去其七……无使过之，伤其正也"的固护元气的思想；提出"必先岁气，无伐天和，无盛盛，无虚虚"的谆谆告诫；特别强调"养之和之，静以待时"，"无代化，无违时，必养必和，待其来复"的中医学治病观。由于有正确的中医理论指导，《内经》中所蕴含的医术无疑是很高明的。它对任何疾病似乎都有相对应的破解之法，也充分估计了病情的复杂性与多样性，因而治疗手段也决不单一，而是"适事如故"。如正治、反治、外治等；如"寒者热之，热者寒之，微者逆之，甚者从之，坚者削之，客者除之，劳者温之，结者散之，留者攻之，燥者濡之"。应当说，《内经》对于治病祛疾来说，是充满了自信的。

五、《内经》的文字美

《内经》的文字美，在前面已有所述，如对阴阳、气血的解释等。这里，仅从它对病情描述的生动形象，善用比喻，善用排比句归纳，读之朗朗上口等方面进行说明。如"肺热者，色白而毛败；肾热者，色黑而齿槁；脾热者，色黄而肉蠕动；肾痹者，善胀，尻以代踵，脊以代头；言而微，终日乃复言者，夺气也；声如从室中言，是中气之湿也；白欲如鹅羽，不欲如盐；红欲如罗裹雄黄，不欲如赭；头倾视深，精神将堕矣；形气相得，谓之可治；色泽以浮，谓之易已；脉从四时，谓之可治；夫病已成而后药之，乱已成而后治之，譬犹渴而穿井，斗而铸兵，不亦晚乎！"

总之,《内经》的文化, 就是古人所谓"观乎天文, 以察时变;观乎人文, 以化成天下"在医学上的实际体现。因此,《内经》所观察的不仅是人, 而且是"上穷天际, 下极地理, 远取诸物, 近取诸身", 即天地人三才的文采。文化的最大作用就是"化人", 即"教化人心"。《内经》的文化亦如此, 亦是对中医人的教化。事实证明,正是《内经》的优秀文化, 教化、哺育了一代代有作为、有出息的中医人。历经几千年的考验和无数代人的实践, 证明了《内经》的文化符合人们养生和诊治疾病的客观规律与需要, 是行之有效的"道"。它已在历代中医人心中树立起了崇高的威望和典范, 因而其丰碑地位不可替代, 也不会被颠覆。

如果没有《内经》的文化之美, 就没有《内经》的经典地位。文化使《内经》更璀璨,《内经》使中医学更辉煌! 美哉,《内经》!

《内经》——象思维的代表作

中医治病靠什么? 不是靠仪器, 也不是靠理化数据, 而是靠人的大脑, 靠象思维, 靠智慧。

中医象思维的建立应始于"至道之宗, 奉生之始"的《内经》。《内经》就是中医象思维的代表作。《内经》所建立的藏象理论、经络理论、气血理论、体质理论、病因病机及治则治法理论, 都是象思维的结晶。可以说, 没有象思维, 这些理论就不可能建立, 中医学就可能仍然停滞在"形而下"的阶段。正是象思维, 使中医学上升为"形而上"的"道"。正是有了这样的视野和思维, 中医学对人体的生命现象包括疾病的观察和认识才入木三分。

何谓象思维? "象"的本义为形状、样子、现象, 这里还含有相似、比方、象征之意。《易传·系辞》中有"圣人设卦, 观象","两仪生四象","象也者, 像也"。简言之, 象思维就是"观物取象, 象以尽意"，即直观、顿悟、想象、解说、推演的意义。这里的"象"，既含物象，也含意象。这个"尽意"，就是发挥、开发人的悟性，从而发挥最大的想象空间和自由，发挥出创造性。

《内经》所论之"象"，既有物质之象，也有心意之象。其所论物象如"春三月，此谓发陈，天地俱生，万物以荣"；"女子七岁，肾气盛，齿更发长"。其所论意象如"人有五脏化五气，以生喜怒悲忧恐；怒伤肝，悲胜怒"；"二阳之病发心脾"；"心者，君主之官，神明出焉"。

《内经》指出，"（阴阳）有名而无形"，"天地阴阳者，不以数推，以象之谓也"。也就是说，天地阴阳是通过"象"来表现和说明的。那么，该如何来表现呢？ 王树人先生（当代中国象思维研究创始人）指出，"象思维是最具原创性的思维，用现代科学研究的话说，是提出和发现问题的思维"。《内经》中有关象思维的内容很多，今仅举如下数例：

"岐伯曰：东方生风，风生木，木生酸，酸生肝，肝生筋，筋生心"。这一段话就是典型的象思维。这种思维是一种跳跃式地联想：由五方之一的东，生出五气之一的风，由风又生出五行之一的木，由木又生出五味之一的酸，由酸又生出五脏之一的肝，由肝又生出五体之一的筋，由筋又生出五脏之一的心。好一个聪明睿智的联想，它构建了一个内容如此丰富而又有生气的天人合一环周图。

《素问·经脉别论》中，关于水饮在人体内的变化输布过程，也是象思维的最好实例，颇耐人寻味，即"饮入于胃，游溢精气，上输于脾，脾气散精，上归于肺，通调水道，下输膀胱，水津四布，五经并行"。这是一幅多么生动、形象、动态的内景图呵，即使是最先进的现代科学技术手段，也无法把它显示出来，但是你能说这幅图像不美妙、不真实吗？ 请看它在本段文字中所使用的动词：入、游溢、输、散、归、通调、布、行。把这些词与人体内的脏腑即脾、肺、胃、膀胱联系起来，就把水饮在人体内的输布过程表达得既清楚又活灵活现，并且深深地印刻在我们的脑子里。这幅图像既是实的，也是虚的，既是清晰的，也有些模糊，仿佛在若有若无之间，而这就是"道"。

有学者指出，五行、五脏配属说是《内经》最具典型意义的象数模型。如《素问·宣明五气》中所论的五味所入（酸入肝、辛入肺、苦入心、咸入肾、甘入脾），五脏所主（心主脉、肺主皮、肝主筋、脾主肉、肾主骨），五脏化液（心为汗、肺为涕、肝为泪、脾为涎、肾为唾），五脏所恶（心恶热、肺恶寒、肝恶风、脾恶湿、肾恶燥），五脏应象（肝脉弦、心脉钩、脾脉代、肺脉毛、肾脉石）等，就是这方面很好的说明。因为如果不是运用象思维，中医学就不会把肝与泪联系起来，也不会把肾与唾联系起来。

《内经》对生命现象的认识和表达，已是一种趋向于整体性的模型化认识与表达。如其所论述的"脾"，就已远远超出了西医解剖学上的范围，其涉及的方面有湿、甘、肉、肺、哕、土、黄、宫、歌、哕、思。如此建立起来的中医形态学无疑要比西医的认识更深刻、全面，因而能更有效地指导并运用于临床。

说到象思维，不能不说到中医所谓的"神"。"神"并非实体，也不是一个具体的"物"，而是一个抽象的概念，但在《内经》中却被赋予了深刻的内涵及意义，使人们不得不相信它的存在。《内经》告诉我们，中医的首要任务就是顺应并按照阴阳、四时的规律来治神、调神。《内经》认为，"神"无处不在，它可在天，在地，在体，在脏，在色，在音，在声，在变动，在窍，在味，在志。总之，"神"即指阴阳变化。这个"化"的过程，也是一种"象"，只不过这个"象"很难用肉眼或者一些现代的科技设备和仪器看得清，需要人们去想象、推测、模拟。《内经》还用"神"来比拟高明医生的医技，如"望而知之谓之神"。这就告诉我们，诊病之道，重要的是要靠医者的智慧，即象思维，而绝非仅仅依靠患者身体上所显露的形迹。

总之，用象思维对人的非解剖结构和无形的"功能态"（如证及病机等）的认识、把握与探索，对于医学而言属于更高级别的层次。《内经》在这方面开了一个好头，树立了典范，使中医学一直沿着这个方向走下去。

中医学的科学抽象法与《周易》

关于科学抽象法，我认为在中国古代的哲学著作《易经》中早就已提出，而且对中医学理论体系的建立产生了深刻的影响。《易传·系辞》云："是故形而上者谓之道，形而下者谓之器。化而裁之谓之变，推而行之谓之通。举而措之天下之民，谓之事业。"其意思是说，从形体上抽象出来说明自然事物本质特征的东西就叫做"道"，而只在形体本身没有经过抽象的就叫做"器"。人们把自己对事物的认识（即"道"，或客观规律），作用于物质实体（即"器"），使二者融化、结合（即所谓"化裁"），就叫做"变"。顺着这个过程去推行它，以小见大、以点概面地应用，就叫做"通"。将这个"道"教给天下人应用（或应用于天下人的利益），就叫做事业。

这里，所谓"形而上者"即指的是科学抽象法。人们在认识和研究客观事物的时候只有透过现象，深入本质，抽取出事物的内在联系，才揭示其客观规律，才能称之为"道"，也才能成为科学的抽象。因此，列宁说："物质的抽象，自然规律的抽象，价值的抽象及其他等等，一句话，一切科学的抽象都更深刻、更正确、更完全地反映着自然。"

《素问》云："夫道者，上知天文，下知地理，中知人事，可以长久。"这句话有两层意思，即"道"是人们对事物包括天、地、人的认识，从某种意义上说也就是指客观规律；"道"即客观规律是可以永存的。比如"水往低处流"就属这样的一种"道"，即使是一万年以后它还将如此。

值得提出的是，《易传·系辞》在论述"形而上者谓之道"这一段话的前面，是关于"乾坤"（即阴阳法则）的论述。"乾坤，其易之蕴邪！乾坤成列，而易立乎其中矣。乾坤毁则无以见易。易不可见，则乾坤或几乎息矣"。就是说，象征阳性的乾和象征阴性的坤就是《周易》的基本内容。阴阳的对立就产生出变化。显然，《周易》所说的"形而上者谓之道"就是指的这个作为《周易》基本内容的阴阳学说。《周易》提出的"一阴一阳之谓道。继之者善也，成之者性也"的思想，在构成以《内经》为代表的中医理论体系中，具有战略性意义。当然，《内经》中的阴阳学说远比《易经》阐述得更为完备和详尽得多。但正是《易经》所提出的"阴阳"这个高度抽象的科学概念，使中医理论有了最一般、最本质、最普遍的逻辑出发点和辨证思维的逻辑特点。

在"形而上者谓之道"这个哲学思想指导下，可以说，中医学在自己的理论和实践中把科学抽象法运用得十分普遍和淋漓尽致。

下面以中医的病机来加以说明。

病机实际上是一种推理，是无形的、肉眼所不能见到的，只有通过分析来获得。也就是说，病机是思维的产物，是中医藏象理论在临床上的具体运用。

中医的藏象，就是由外在信息而推知的脏腑内在联系的图像；而所谓病机，就是由外在信息而推知这种图像发生异常变化的原理。所以，中医的藏象学说及其所包含的病机学说都具有抽象的特性，但这种抽象是在大量临床实践基础上和阴阳五行学说指导下建立起来的，既抽象又实际，既笼统又具体。它通过对证的归纳和演绎，通过建立在客观证候上的推理，深刻地揭示和研究了人体内某些看不见、摸不着，然而又确实是客观存在着的生理和病理规律。从而使中医藏象学说及其所包含的病机得以超越单纯从形体解剖和仪器检验所见"形"的局限，而充分发挥辨证思维和逻辑推理的作用，对人体的生理和病理活动做出高度的概括和正确的归类。

目前，大家都公认中医学辨证法具有整体观、动态平衡观和朴素的对立统一观这三个基本特点。我认为，中医学还有一个很重要的基本特色，那就是执简驭繁，而这个特色是与科学抽象法密切相关的。

清·江笔花在其所著《笔花医镜》自序中说："天下之至变者病也，天下之至精者医也。欲极其精以穷其变，虽千万言不足以发明其绪。""然至变者病，而可见者恃乎形；至精者医，而可据者恃乎理。以形求理，即以简驭繁，达乎此，通乎彼，固有千万言所不能尽，而一二语足以赅之矣。"此话极其精辟地指出了疾病的一个显著特点就是变，而且是变之至。因此，人们要了解和制服它，就只有运用"以形求理"（即以简驭繁）的方法。

执简驭繁这种认识事物的优越方法，早在《周易》中就被提出来了。《易传·系辞》中说："乾以易知，坤以简能。易则易知，简则易从……易简而天下之理得矣。天下之理得，则成位乎其中矣。"

这里，《周易》提出"易简而天下之理得"。怎样才能做到"易简"呢？ 这就只有用科学抽象的方法将事物进行分析、归纳、综合，找出其内在联系，加以高度抽象和概括，上升为理论，再经过实践的反复检验，成为"形而上者"的"道"，然后又继续在实践中应用，不断向前发展。这样就能够执简驭繁，发挥"道"的作用。中医学的历史正是《易经》上这段话的很好说明，高度抽象而概括的阴阳五行学说使中医学在世界传统医学中独树一帜、光辉夺目而且有着无限的生命力。加拿大哲学博士林凡伟在称赞科学上的两个最著名的模式，即波尔原子模式和克力克·沃臣的DNA（脱氧核糖核酸）模式时指出，"这两个模式的优点就是简单，只有简单才能导致易变性和普遍性，才能为一般人所接受"。中医学所建立的阴阳两极模式也同样具有这个优点。

匡萃璋在《论中医学术体系的方法论特点》一文中指出，"我国古代文明认识事物的预测方法是'特殊—最高一般—中间命题'，在这个公式中包含认识的两个过程。第一过渡由特殊到一般，显然是一种归纳方法……第二过渡即由一般到众多中间命题的推演，大体上是演绎方法，但其间包含着更多更具体的归纳……由第一过渡，人类的认识飞跃到高度的抽象、概括与简洁，于是可以高屋建瓴地由大及小，由远及近，由整体及局部地向着第二过渡推进。"所以，《易传·系辞》中强调，"夫乾确然示人易矣，夫坤愦然示人简矣"。就是要人们通过掌握科学抽象的方法以达到执简驭繁的目的。中医学执简驭繁的特色决定了一个高明的中医必须具有良好的分析、综合、抽象思维和论证推理的能力，才能回答临床上遇到的各种问题，否则是难当此任的。

总之，可以说，如果没有运用科学抽象法，中医学不可能达到那样的高度，也不可能在古代历史条件下比较正确地认识人体生命运动，基本上把握人类疾病的本质并做出恰当的处理，而这种科学抽象法的运用，则源于《周易》。

中医的变与不变

中医在变，从表面上看，它正在逐渐西化，但从根本上说，它又没有变。作为天地之道的中医，作为"道法自然"的中医，它是永存的，它变不了。

请大家不妨多思考一下马有度老先生说的一句话："名老中医在消亡，中年中医很迷茫，年轻中医要改行。"这句话说得多么生动，多么实际，老、中、青三代中医都在变，这就是目前国内中医的现状。话中的三个关键词——消亡、迷茫、改行，是有点令人悲观和沮丧。

加拿大著名中医学者胡碧玲女士也说过，照现状发展下去中医会死。依我看，这并不是危言耸听，至少为中医敲响了警钟！ 她还认为，中医的传承面临巨大的问题，有很多学中医的都改学西医了。这难道不是事实吗？ 胡碧玲女士还说："中医在中国没有发展的土壤。"真的是这样吗？ 我不能妄下结论。但我们可以看出，她这个话说得相当尖锐，甚至有些难听，也许确实值得我们认真思考。虽然如此，我还是认为，对于中医的前景，我们不要悲观，不要沮丧，要看到生机和希望。寿人功德自绵绵的中医，自有人传承，自有人护卫，自有人发扬光大。一个"道经千载益光辉"的医学，从来不缺乏信奉者、践行者、拥护者，而后继乏人乏术的现象终将得到改观。我们的中医药论坛上不是就活跃着一大批铁杆中医吗？ 民间的中医药爱好者和自学者不是也不少么？

祝世讷教授说，"现在有大量的难病、新病和各种医学难题需要中医给出自己的'解'，中医理论发展的前景不可限量。"但是，我认为，中医一定要有适合于自己生存和发展的环境与条件，一定要摆脱目前在医疗卫生领域的从属和配角地位，一定要摆脱西医思维对它的束缚和干扰，一定要在学术领域自由和自主地发展，而不应当受制于行政命令，也一定要改变目前的"以西解中""以西化中"的研究方式和临床结合方式。现在对中医人来说，更重要的就是要增厚和扩大中医的"土壤"，增强中华传统文化和文明的建设，纠正在中医临床、教育和科研方面所存在的种种失误，防止科学主义的继续泛滥和对中医的和平演变。

总之，中医要变，要进步，这是肯定的、自然的；但它又不能变，也不会变，中医的理论内核、指导思想和思维方式永远都不能变。中医从来没有"坐拥祖产，长期休眠"，它还在为避免另外一种消亡的趋势而继续努力地斗争着。

我看中医药文化

所谓中医药文化，是指中医药学发展到较高阶段所表现出来的，以文字记载为主的，反映中医药发展历史方方面面的物质和精神财富的总和。它包括与中医药有关的一切文字、书籍、文献、艺术、文物考古、饮食、卫生、民俗、体育、气功、军事等，也包括历代医家的生平传记、学术思想及传承、教学方法，以及作为其核心内容的中医学基础理论、药物、针灸与心理治疗等，这些都属于中医药文化的范畴。由此可见，它的含义是很广泛的，远远超出中医药活动与医疗实践这一行为本身。

文以载道，形而上者谓之道。中医学是行而上者，是有"道"的文化，它必须以"文"为载体，而"道"则是主宰。罗浮道人曰："文而无道，焉以宰之？"正由于中医学之"道"是至大至广的，因而中医之"文"也必然丰富广博而绚丽多彩，它涉及社会生活的方方面面。

《现代汉语词典》对于"文"字的解释是指"字""文字""文章""文言""文化"。对"文化"做出解释是"指社会发展到较高阶段表现出来的状态，特指精神财富"。因此，我认为，对中医药文化的理解，应该着重指中医学理论及其书籍、文献。

成书于战国时期的《内经》标志着中医药已经发展到相当的水平，也说明了中医学文化开始走向成熟。可以说，它是中医药文化之集大成者，绝对堪称中医药文化的代表作，其作者也应当是中国文化大师级的人物。除《内经》外，堪称代表作或杰出之作的还有很多，如后世的《伤寒杂病论》《针灸歌赋》《药性赋》《王孟英医案》《本草纲目》等，以及其他医学名著及其序言。如李时珍的《本草纲目》从医学科学的价值上讲，绝对是被世人所公认的、毋庸置疑的。我们从其序言中可以了解到，"（李时珍）遂渔猎群书，搜罗百氏，凡子、史、经、传，声韵、农圃、医卜、星相、乐府诸家，稍有得处，辄著数言"。这句话对中医药文化广泛的涉及面做了注释，由此我们也可了解到中医药文化之博大。这是中医学科与文学的绝佳结合，用李氏的话就是"愿乞一言，以托不朽"。而实际上，《本草纲目》正是凭着它本身丰富的科学内容和优美的文字记叙而成为不朽名著的。

历史上许多有名的文学家在撰写作品时，都不同程度地与中医药文化结下了不解之缘，如蒲松龄、苏东坡、沈括、曹雪芹、陆游等。为医学著作写序的更不乏当时的名儒、学者、达官、显宦，如为张秉成《本草便读》写序的就有武进知县吴炳、为官皖鄂浙三省的盛康（时年已八十有二）。盛康在序言中说："余不知医，余乌乎序其书？虽然，固有不能已于言者。"因此，要了解什么是中医药文化，我想不妨多读一读历代医著中的序言，或有助益。

1966年再版的《时病论》，虽然保留了原书的基本内容，但把附在书后的雷丰画像及许多人的题赠诗给删掉了，同时删掉的还有前面的两篇序言，据说是因其与本书的关系不大。我认为，这删得不应该，恰恰把能体现中医药文化方面的东西给删掉了，太可惜了。余业医30余年，家中虽陈设简陋，但多少也有一点中医药文化的气息。一是家藏医书600余本。二是壁上挂有一米多长的条幅，是请我市一位已故的书法家所写，内容是裘沛然教授贺邓铁涛教授行医60年的一首诗作。我特别欣赏诗中的一句：闻洒醍醐过六纪，寿人功德自绵绵。三是墙壁上挂的镜框内镶有一幅古代郊外行医图，是我请人将《王孟英医学全书》封套上的一幅画翻拍后放大而成。行医图古香古色，人物形象生动传神，很有韵味。至于药葫芦，当然也是有一两个的。

俗话说，秀才学医，笼中捉鸡；儒医，儒医，先儒而后医。儒家思想对中医学的影响也必然深刻地反映和渗透到中医药文化之中，如孙思邈的"大医精诚"，范仲淹的"不为良相，则为良医"，叶天士的临终遗嘱"吾死，子孙慎勿轻言医"，雷丰的"成书数卷，聊以课徒，若云问世，则吾岂敢"，等等。

总之，中医药文化除集中反映在中医学的基本理论和临床著作中外，还散布于其他各种书籍，如《史记》《三国志》《弇山园记》《红楼梦》等。尽管它仅仅是其中的粼光片羽，但亦不掩其熠熠光辉。这些书籍和傅山的书法，牙雕伏羲、神农像、胡庆余堂、同仁堂、医学三字经、处方笺上的印章"治病工也"、杏林春暖的传说、林则徐书赠何书田联等，共同汇成了中医药文化的浩瀚海洋。

中医药文化不仅仅是中医医疗行为、活动的客观反映，而且在一定程度上又促进了中医药科学的传播和发展，使这一人类文明的科学瑰宝得以传承。因此，没有文化的中医师是不称职、不合格的。当前的中医教育必须重视文化课的学习，没有文化就不懂科学，也就学不好中医。中医学是一门充满智慧的学科，它需要综合多门学科的知识，包括天文、地理、历史、哲学等，所谓"望龙光知古剑，觇宝气辨明珠"。裘老所题"博之以文，约而能化"，就道出了中医药文化的实际功能。因此，中医药文化对于一个中医人来说，并不是可有可无的。一个高素质的中医，必然具有中医药文化的深厚底蕴。

目前，有专家呼吁：中医文化复兴是中医复兴的重要途径。我认为，这绝不是无的放矢的闲谈和清议，应当引起中医学界和有关当局的重视，切实采取有效的措施，付诸行动。中医及其中医药文化正面临着深深的困境和潜在的危机。近年来，国家出版了大量的中医学书籍，这很好，但还不够，还应当在教育、宣传、政策扶持和鼓励、中药的市场开放等多方面做许多工作。中医和中医药文化决不能成为"明日黄花"，也不应当仅仅出现"墙内开花墙外香"的局面。挽救中医，挽救中医药文化，此其时矣！

喻洁仁医话

喻洁仁（1908—1971年），男，四川省自贡市人。早年曾就读于成都国医学院中西医科。喻先生右臂在抗日战争时期被日本侵略者的飞机炸伤而失去，仅存左手，但他能书写 8 种字体（颜、柳、苏、欧等），其书法工整流利，诊脉处方亦皆用左手。喻先生临床问病周详，辨证仔细，态度和蔼可亲，疗效颇佳，故为病家所称道。他晚年虽患重病在家，但仍钻研医学，孜孜不倦。其时我正当青年自学时期，故常往求教，获益良多。下面是我记录的喻洁仁先生的一些观点。

一、脏腑辨证

所谓肝、脾肿大者，多因脾有寒，或因为过用寒凉之药所伤，摸之仿佛有肿大现象，其实为寒结于此。脾有寒之特点是时时欲便，不时大便，然所解不多，微呈白色，喜热饮。

胃痛之因肝脾不和者十居七八，年久者多兼有瘀血。

有肠鸣、腹中窜痛者，得矢气或呃气后稍舒，然多不得矢气。此证多属有寒湿气，或阳气下陷（久病较多见）。治法不应当用下气破滞之药，否则实证虽除而虚证反加，其表现是服药后当天即下矢气，而次日即腹胀痛加重。治法当以升胃阳为主，药用干姜、花椒、粉葛根、青木香、台乌药、小茴香等。脾阳虚痞而食少者，用草果或肉豆蔻，但应去油（包而烧之）。肉豆蔻去脾经独盛之寒。

便秘不一定有热，多因湿阻引起者，当先清湿。便秘与便燥有别。

肾囊风，可内服五子饮（即五子衍宗丸），其中蛇床子当重用。如兼肾囊痛者，可加五加皮。

二、杂病

牙痛、牙龈不肿者属肾虚火，主方用知柏地黄丸加砂仁，并用盐炒，必效；或用封髓丹，即黄柏、砂仁（盐炒）、甘草。

耳鸣属肾虚者，其音高尖细，时作时止，伴有腰痛等症，主用酸枣仁汤合封髓丹，再加菖蒲、远志、朱砂；若属胃阳明有热者，其音低浊，整日不断，故影响听力，当问其饮食、大便如何。

一般腰痛多数夹虚、夹寒，治寒痛必用北细辛。

治郁证当辨虚实，越鞠丸治气实之郁，逍遥散治血虚之郁。

上半身风湿疮痒或疼痛，主以下方：羌活、苍术、藿香、陈皮、神曲、葛根、枳壳、桑枝。诸痛痒疮皆属于心，故可加黄连、黄柏、山栀之属。若痒顽固而难堪者，加金银花，且需重用（我常用至100g，将其一半炒炭，以能入血分也）。

风热头痛，不可触摸，摸之更甚，需用荷叶为主（重用），少用升麻。如加苍术即是清震汤，治雷头风。

神经衰弱而有幻听幻视，难以入睡而易醒者，用酸枣仁汤加白芍、朱砂、琥珀、远志，治之有效，但需重用白芍、酸枣仁，每剂50～100g，连服数剂。

胸左痛甚，诸药不效者，用附片、北细辛，或加生姜（大便稀者），或加大黄（大便结者）。

若喉部红且痛甚者加马兜铃、豆根；脉夹风象者加祛风药，热重者加少许泻药。

若头晕而四肢痉挛、僵硬、抽掣者，必用羚羊角（现用水牛角代），每次用1～2钱，磨汁兑服。

病水者，必先病气，以气行则水行也。故肿与胀每相连带，不过辨其孰先孰后、孰重孰轻而已。

老年人痰塞不通而致上热面红者，多用三子养亲汤，然莱菔子必炒之，白芥子微炒，苏子亦然。

四肢冷、左肋痛，乃寒滞于肝经，主以香附旋覆花汤。若不瘥，当更以杭芍、枳实、半夏、炒柴胡等治之。

凡病，寒热诸证不明，难于判断者，当先通其肠胃，用保和丸、承气汤之类化裁，然后再观察之。

寒病在上，热药当轻用；寒病在下，热药当重用，如附片。

治怪病（即查不出属六经者），当先治以痰；不效，次治以瘀；再不效，再治以虚。

小儿遗尿，证分三种：肝胆有热（梦中遗尿），心肾欲交而未交（刚遗辄醒），肾阳不足（遗时不觉，醒后方知）。

三、方药

牛膝与石斛合用，可引药力下行直达足趾尖端。

痒者，扬也，风邪自寻出路也。治痒主药：炒山栀、枳壳、金银花炭皆重用，茜草炭、黄连、苦参、丹皮、生地黄、当归、白芷、防风、土茯苓。

乌梅丸不仅能温脏安蛔，且能调和诸脏腑之阴阳不和，如久痢、腹痛胀满等症。

三香汤（桔梗、枳壳、瓜蒌、郁金、炒山栀、降香、淡豆豉）治右侧胸胁胀，为治疗手心及足心发热的效方。其药物组成是：前胡、白前、枳壳、瓜蒌、生姜、青葙子、半夏、麦冬、枯芩、淡竹叶、吴茱萸。歌曰：手足心烧火热方，前胡白前枳蒌姜，青葙半麦芩吴淡，下气开痰化热良。

舌苔厚腻，湿重，脚胫胀痛者，必用木瓜。

天台乌药散证是：腰痛难忍，小便滴沥，大便困难或不解。然其中的川楝子需用巴豆炒（肝主疏泄）。

木贼之力大于青、陈皮，可大疏肝气，用于实证。

鲜首乌乃治肝阴虚之要药，补肝阴非此不可。妇女左上腭下一点痛，治以鲜首乌神效。

鸡鸣散可治夏日足趾湿烂症。

清胃散中有气分药，有血分药，因胃为燥土，多气多血，下连大肠，易生燥热，故用药气血双调之。

治喉痛效方：射干、百合、升麻、当归、刺蒺藜、杏仁、北细辛、淡豆豉、淡竹叶。

文采斐然的王孟英医案

每读王孟英医案，总为其光彩照人的文笔所折服。他不仅是一位温病学派的代表医家，而且可以称得上是一位才华横溢的作家。就其医案之文采言，在我所阅读过的各家医案中可谓无出其右者。难怪有人题诗赠《归砚录》云："高文纵笔千言当，妙语挥犀四座倾。"其挚友杨照藜亦称赞说，"披函庄诵，未尝不抚案称快"，"满纸灵光，与岩陵山色，竞秀争奇"。

王孟英对其诊治疾病的记叙，既清楚明白，又生动形象，行文流畅，多为夹叙夹议，几乎可以当作优美的医学散文来品味。今举数例，以见一斑。

他善于运用四言或六言排句书写病案，读之颇顺口。如：一铁匠妇患感，杂治经旬，身热不退，不眠妄语，口渴耳聋，求治于余。脉来细数，唇红面白，肌瘦汗频。虽是贫家，却为娇质，神虚液夺，余暑未清。又如，治苏某心火外浮之疑惧案：良由阴分素亏，心营易耗，功名念切，虑落孙山。病属内伤，似乎外感，大忌发表，更禁寒凉，又非东垣补中益气之例，吾有一言，可广其意：文之不自惬于怀者，安知不中试官之意乎？且祸盈福谦，《易》之道也。再如，治张养之令侄女经闭案，曰：此痰气凝滞，经隧不宣，病由安坐不劳，法以豁痰流气，勿投血药，经自流通。

他详述治疗过程中的曲折，给人以具体、真实而深刻的印象。如其治许自堂令孙一案时，患者败象毕呈，病已垂危，诸医束手，而就在孟英竭力勉图救治之时，突然"彼妇翁召羽士为之拜斗，飞符噀水，鼓乐喧阗；病者即谵妄不安，神昏如醉，羽士反为吓退"。当时，患者家中已在求神拜佛了，闹得乌烟瘴气。这说明欲治愈此病是多么的不易！所以，后来孟英在总结此病的治愈经验时，由衷地发出"是役也"的感慨。也就是说，这简直就是一场战斗，与死神抗争，也与迷信宣战。难怪患者家属称赞孟英"肠热胆坚""所以为不世出之良医也"。

他对病机的分析深透、精辟，并将其阐发得淋漓尽致，这就是他最为一般医所不能及之处。比如他治何氏妇腹胀善呕一案，其中有一段论述"通"的文字，我认为堪与《内经》中的范文相比美。即："夫人，气以成形耳，法天行健，本无一息之停，而性主疏泄者肝也，职司敷布者肺也，权衡出纳者胃也，运化精微者脾也，咸以气为用者也。肝气不疏则郁而为火，肺气不肃则津结为痰，胃气不通则废其容纳，脾气不达则滞其枢机。一气偶愆，即能成病。推诸外感，理亦相同……愆则邪留着而为病，不愆则气默运而潜消。调其愆使之不愆，治外感内伤诸病无余蕴矣。"这就是他提出的著名的"百病皆由愆滞"论。后来，他反复强调说："设知此义，则平易之药、轻淡之方，每可以愈重症。"联系到本病例来说，他认为，今气愆其道，津液不行，血无化源，人日枯瘁。率投补药，更阻气机，是不调其愆而反锢其疾也。所以他主张"首重调愆"，"所谓病去则虚者亦生，病留则实者亦死"。这就为我们临床治病指明了大的原则和方向，即重视"通"法的运用。

他对患者的形态、病情及自己如何反应等的描写十分传神，也表现了他的医风医德。如他对一个年已50岁而天癸不衰，今春诞子为第10胎，近年来产育渐频，分娩却渐慢的从良妓女，王孟英是这样描述的：余闻而讶之，其貌虽不甚都，而粉黛不施，风致嫣然，肌肤尚似三十许人，真尤物也，始信鸡皮三少之说为不诬。又如，治书贾陈南桥患不语、心肾将离案，其述如下：入房见其危坐于榻，面无病容，两目开合自如，呼之不闻不答，若无知识者……此非痰滞于络，亦非热传手少阴。适从高、孙两家来，并此为三败症，余一日而遇之，皆无药可用，不敢立方。平素不畏大证，君辈共知，稍有可为，勿劳谆嘱。既而果逝。

由以上可以看出，王孟英是一个很有文才的人，其医案的文采是有其深刻内涵的，是其精深医学功底的外露。彭兰媛说他"储八斗之才，富五车之学，而尤长于医，疗疾之神，人莫能测"，此确非虚语。

王孟英自己在《归砚录》弁言中说："余自失怙后，即携一砚以泛于江，浮于海，荏苒三十余年，仅载一砚归。"可见这方砚伴随了他大半生，他就用这个方砚写下了无数的医案及医学随笔。在诊务繁忙之余，他从未忘记把自己所实践和思考的东西写下来，并且记之甚详，一丝不苟，尤其对那些治疗颇费周折而又有参考价值的病例，他都不忘搜集，从而为我们留下了大量脍炙人口的医案。其勤奋、敬业、肆力于医的精神令人景仰。

每一个名医的成长都是一个厚积薄发的过程。可以说，王孟英是一个理论家，也是一个临床家，还是个大半生都没有脱离临床实践的、勤于笔耕不辍的作家。

虽然他去世已100余年了，但每当我读其医案，总为其所感动。一个出身医学世家，常年奔走于南北城乡间，不辞劳苦为民众治病，而且肠热胆坚，学问博洽，平生不畏大证，救治了许多危重症、疑难杂症的民间医生的形象，总是浮现在眼前。尽管他的身躯较羸弱且不高大，尽管他只活了60岁，但他是一个真正的、名副其实的名医。

孟英先生不朽！ 其医学著作是中医药文化中的一朵奇葩，一块美玉，一泓清泉，一坛美酒，读之启人心扉，品之耐人寻味。

博之以文，约而能化
——读孟英医著心得

裘沛然教授曾为《中医药文化》杂志题词：博之以文，约而能化。意为从多方面吸取文字（文章）中的精华、内涵来充实自己，并通过归纳、综合，加以分析，创造性地发挥并灵活运用之。表现在医生身上，就是把书读活，确有心得体会，从而治病救人，取得良好的疗效。在这方面，王孟英堪称历代医家中的一位杰出代表。

《重庆堂随笔》注云："人必有天赋之才而读破万卷书，庶可以为医矣……病变无穷，证随体异，治虽宜遵古训，亦须活法在人。神而明之，化而裁之，非通才实学、卓识深思者，恶足以语此？"这里对于医生的要求颇高，所谓通才，必然要具有渊博的学识。孟英从14岁丧父起即开始学医，埋首苦读，不为外事所干扰，足不出户庭者10年，手不释卷者永夜。在《归砚录》序中，彭兰媛说他是一位"博雅君子"，"储八斗之才，富五车之学，而尤长于医，疗疾之神，人莫能测"。可见他打下的医学功底之深厚，后来其医术之精湛也的确达到了炉火纯青、出神入化的地步。就从其所编的《温热经纬》一书，即可看出孟英阅览书籍之多、涉猎之广。除《内经》《难经》《伤寒杂病论》等著作外，他还对当时的名家如吴鞠通、沈尧封、薛生白、叶天士、章虚谷、余师愚、柯韵伯、徐洄溪和王秉衡等人的医论都作过一番精心的研讨，并写下了自己的心得体会。如其注《柳州医话》《重庆堂随笔》，评《古今医案按选》《校订愿体医话良方》等。尤其是在《温热经纬》第五卷的方论中，他引用了邹润安的解释和论述共22处，几乎占全部113方的大约五分之一。邹润安为江苏武进人，著有《本经疏证》等书，为孟河医派的一个重要代表人物，但惜其名不若马培三、费伯雄、巢崇山和丁甘仁等显赫，未为更多的人所重视。孟英却独具慧眼，从邹润安书中吸取了丰富的营养，并给予颇高的评价。他说："邹润安之书，疏经旨以证病机，俾古圣心源，昭然若揭。不但有裨后学，足以压倒前人。"

王孟英之所以能成为一时宗匠，一代名医，是与他广搜博取，刻苦学习分不开的。章华徵曾有诗称赞他，"功深著作琳琅富，学究岐黄岁月淹"。在清代医家中，王孟英遗留下来的医案及笔记等最多。他临床 30 余年，笔耕不辍，始终如一，携其砚于身边，故将其所录题名"归砚"。《潜斋医学丛书十四种》就是王孟英一生心血的结晶。汪泊桢称赞其所编《温热经纬》云："生平著述等身，当以此书称首，所谓千狐之裘，百衲之琴。"曹炳章重刊《归砚录》序亦云："其间议病论证，或表著前徽，或独抒心得……皆能发前人所未发，悟前人所未悟。""发"和"悟"，就是"约而能化"的结果。

一部《王孟英医案》就足以说明其对病机的阐述是何等的精辟，何等的深入浅出，对疾病的剖析和认识是何等的精深。可见他确实"化"出了精彩，"化"出了水平，"化"出了一般医生所难以达到的疗效和高度。故此，有人撰一联赠之曰：古镜照神，是有真宰。明漪绝底，如见道心。

黄竹斋与《医事丛刊》

黄竹斋（1886—1960），陕西长安（今西安）人。他一生推崇仲景，尽力宣传其学说并加以阐发，曾搜集诸书撰《张仲景传》，并著有《伤寒杂病论集注》18 卷、《伤寒杂病论新释》16 卷、《针灸经穴图考》8 卷等，自谓"赋性愚拙，不自度量，欲以发扬中国医学为己任"。从《医事丛刊》一书的内容就可看出，他亦为中医学的传承、教育和振兴，大声疾呼，奋起力争，不辞辛劳。

几年前，我在一旧书摊上购得一本《医事丛刊》，为立行木板刻印，字体较大，卷首有黄竹斋先生像一帧，首页的背面印有"民国 28 年张钫捐刊，版存南阳医圣祠"。该书分上下两卷，载文共 29 篇，标明为"长安黄维翰竹斋著"。上卷有提案 9 篇（分别是在中央国医馆第二届全国医药界代表大会或理事会或卫生署中医委员会会议上所提的议案）及审查意见书 2 篇。本卷的主要内容有"提请募捐重修南阳医圣祠案"，"拟编纂国医内、疡、妇、儿各科证治全书案"和"请征集全国医界名宿编纂教学规程案"等。下卷为书序、论文、纪游和演讲。其中书序 11 篇，论文 3 篇，纪游和演讲各 2 篇，如为曹炳章先生《中国医学集成》和《曹氏医藏类目》所写的序言等。

这里，我特别要为大家介绍的一篇文章是"谒南阳医圣张仲景祠墓记"。该文共计 1800 字，详细记述了他于 1933 年 10 月（时年 48 岁）专程由西安到南阳拜谒张仲景祠墓，考索遗迹，拓碑摄影，瞻仰庙宇的情形。

纪游时见祠墓之倾颓境况为"门敞庑颓，庭秽垣圮"，且已被拨归师范学校。黄氏不禁慨叹曰："予德薄力绵，无能为役，则恢复祠产庄严庙貌，是所望于邦人君子云。"表达了他希望重新修葺仲景祠的愿望和企盼。最后，他还在香案前抽得一签，上书有"君今顶礼叩前缘"句，因感而为之撰楹联"道缵农黄，德侔孔孟"。黄氏此次拜谒，计住南阳 7 日，拓碑 6 种，摄影 3 帧，临走时还请人转交"致南阳县长王幼侨函"一封，将医圣祠田被占情形具陈，请其设法归还。信函中云，"恳乞阁下秉公直言，召集者绅，晓以大义，或行文上峰，陈明事实，务使该校将圣祠田地照数归还，则神人同感，功德无量矣。南阳自古多贤哲，当今岂乏善士？"

我未曾到过南阳，不知 70 多年前黄竹斋先生曾往拜谒过的医圣祠是否还在？ 他提议募捐重修南阳医圣祠的愿望，后来不知是否得以实现？ 总之，他对仲景的一番景仰崇敬之情令人感佩。如果这个医圣祠现在还在的话，应当让后世更多的人前往瞻仰拜谒，让仲景学术的光芒永播四方。

李渔的医学思想及《笠翁本草》

清代文学家李渔（号笠翁，1611—1680）所著的《闲情偶寄》

中专设颐养部讲述了"却病"与"疗病"，其自称为《笠翁本草》。该书读起来妙趣横生，耐人寻味，虽然它并不是一本正规意义上的药物学著作，只不过是作者关于医病问题的个人认识，然而其中却不乏创见。该书表现了他所具有的旷达的人生态度及符合中医学原理的医学思想，这是值得我们称道与鉴赏的。

该著作并没有记载和讲述具体的中药药性及药理，但却讲到了与中药同样有治病效果的一些与生活密切相关的事件与方法。这正是它与其他本草书不同的地方，所以，他自称其疗病之法为"杜撰"，称其方乃"触景生情、就事论事之方"，其药乃"信手拈来之药"。然而，这些却都能给人以深刻的启迪。

下面，我仅将李渔在《笠翁本草》中所表达的医学思想做一简介。

一、无病不可自医，无物不可当药

据该书记载，李渔"杜撰"的七种药是：本性酷好之物可以当药，其人急需之物可以当药，一心钟爱之人可以当药，其余还有一生未见之物、平时契慕之人、素常乐为之事、生平痛恶之物与人等。以上七种皆可以当药以治病，其中有两种，即本性酷好之物及素常乐为之事，作者都以本人的经历为实例来说明印证之。其一：因为李渔本人嗜好吃杨梅，虽然庚午那年他得了瘟疫病，呻吟床褥，却不顾医生的告诫，硬叫家人给他买回来吃了许多。他说，吃下去就觉得全身舒坦，五脏皆和，四体尽适，不知前病为何物矣。杨梅可治疫疬这事恐怕只适用于李渔，故此事不可不信，亦不可全信。其二：李渔把著书作为平生乐事，即使是在病中依然笔耕不辍，认为借此可以消忧、释怒及铲除牢骚不平之气。他说，因为疾病的萌芽都是由七情六欲开始的，我有了调理性情的方法，疾病就拿我没有办法了。所以，疾病反而成全了他的写作，最后不仅创作完成了，连疾病也一起好了。这就是"素常乐为之事"可以当药的典型实例。李渔说他一生疗病，全用是方，盖乐此不疲者，劳之适以逸之。

另外，他还提出了"不相忌而相能，即为对症之药"的观点。即不论什么东西，如果你喜欢，那这种东西就是对症的药了。不过这需要渐渐尝试，由少而多。这也说明，人是万物之灵，人的感觉在疾病进程中做出的反应很重要，不论是患者或医生都应重视。

二、病不服药，如得中医

李渔把古人所谓"病不服药，如得中医"这句话称为"八字金丹"，认为"不服药"才符合医学的原旨，因此而"救出世间几许危命"，并且说这八字金丹是人们通过长期医疗实践总结出来的经验之谈，并非谬说。

我对这句话的理解是：首先我们要搞清"中医"二字，所谓"中"（去声），是"符合"的意思；"中医"，即符合医学的本意。因为中医学认为，中医治病的基本方法就是调和阴阳，而疾病之所以能得痊愈，主要是靠人自身的调节功能。人体本身能够自我检测、自我修复、自我调理，其本身就具有阴阳自和的能力，这个能力是很强大的自然的力量，而用药不过是起到一点辅助、调节的作用，而且还要用之得当，使用得恰到好处，否则不仅无益，甚或有害。所以，许多病都用不着服药也能自愈，即所谓"乃不攻不疗反致霍然"。这种现象在现实中并不少见。正如医圣张仲景在《伤寒杂病论》中所说："凡病，阴阳自和者，必自愈。"这种观点无疑是正确和符合实际的，每一个中医人都应该明白，而不至于在临床上滥用药物。当然，我们也不是赞成所有的药物都没有使用的必要，只是说不能过于地依赖它。

三、固本思想与"和心诀"

李渔认为，"然物必先朽而后虫生之，苟能固其根本，荣其枝叶，虫虽多，其奈树何？"这就是他强调的固本思想。这与《内经》所谓"正气存内，邪不可干"和"邪之所凑，其气必虚"的观点相一致。而要做到固本，他认为首要的是要和其心，因为"心和则百体皆和""心能居重驭轻"。这又与《内经》所云"心为君主之官"，"心者，生之本，神之变也"之意相通。至于和心之法，他认为主要在于控制自己的情绪，使它不要超出一定的限度，如不要过于精明和斤斤计较，以及哀不至伤，乐不至淫，怒不至于欲触，忧不至于欲绝等。

四、情堪愈疾，贫可致疾

李渔认为，七情确可致疾，因而爱情也能够治病，即"情堪愈疾"。这样的实例，在历史和现实社会中都不少见。如《红楼梦》中的林黛玉，《金粉世家》中的柳春江和小怜。虽然这些是文学作品，但它一定程度上反映了社会现实生活。李渔说："疗诸病易，疗贫病难。"当然，因贫致疾是一个复杂的社会问题，在李渔那个时代也是不可能解决的，只能发些感慨罢了。医学从来不是纯粹的自然科学，不像西医认为的那样仅改变生理结构与功能那么简单，它还有社会和心理上的诸多因素，是复杂的。中医学就完全承认这一点，并做了深刻的研究，如"凡欲诊病者，必问饮食居处，暴乐暴苦、始乐后苦，皆伤精气"等。

五、药不执方，医无定格，推崇"医者意也"

他说，"同一病也，同一药也，尽有治彼不效，治此忽效者"；"又有病是此病，药非此药，万无可用之理，用之却反以为生者"。这说明医道之"玄冥幽微，变化难极"，贵在医者之灵活掌握与变通运用，即做到通常达变，而不为一定不移之方书所误耳。这也就应了前辈医家所说的那句话：病无常形，医无常方，药无常品，在人之善学善用耳。

六、愈疾之道，贵在能忘

李渔认为，愈疾之道，贵在能忘；切切在心，则我为疾用，而死生听之矣；知其力乏，而故授以事，非扰之使困，乃迫之使忘也。的确，许多人患病之所以久不能愈者，主要不在于医治之得法与否，而在于心理压力过大，过分地把病放在心上，时时刻刻也不能忘怀，即使是一个普通的疾病也把它看得过于严重，成天忧愁郁闷，难得一笑。这样的患者，往往心胸比较狭窄。对此，首先就要做好疏导排解的工作，转移其注意力，从而打开其心结。所以，通常所谓之"养病"，其实是着重在"养心"。对于疾病，要以豁达的胸怀去面对它。

总之，李渔对人生的态度是旷达的，对医学也有其独到的认识。他认为，治病不能仅仅依靠本草书上记载的那些药物，而要放开胸怀和眼界，要联系到周围的人和事，所谓"世事洞明皆学问，人情练达即文章"。这样治病的方法就多了，手段也更灵活了，效果也可能提高了。尤其是他提出的"无病不可自医，无物不可当药"及"素常乐为之事可以当药"等观点，不论是对于医生还是对于患者来说，都是很有借鉴意义的。

读李中梓《不失人情论》

中医学是一个重视人情与人性的医学，早在 2000 年前的《内经》中就已鲜明地提出了"不失人情"这一说法。

李中梓在 300 多年前所写的《不失人情论》一文，比较全面地总结了"患者之情、旁人之情、医人之情"，说明了在诊治疾病的过程中存在着多种复杂的人际关系。而要处理好各方面的人情，的确是一个比较难的事情。所以，他一再地慨叹曰"戛戛乎难之矣！"

首先从患者方面来讲，患者各自不一，病情也千差万别，它牵涉到各人的脾气、性情、好恶、交际、贫富、境遇、调治、成见、隐情（甚至隐私）等，十分复杂。

其次，从旁人方面来讲，每一个患者都有一定的社会关系。他们的地位、学识、与患者的亲疏、对病情的认识，以及对医生的了解程度等都不一样，难免有时会众说纷纭。这也在一定程度上影响到疾病的诊治。

最后，从医生方面来讲，李中梓在文中着重批评了那些在医德和医术方面都有些问题或不大符合条件的医生。如所谓"诡言神授"的欺诈之徒，还有那些孟浪的、肤浅的、嫉妒的、不敢承担责任的医生等。这说明在中医队伍中历来就存在着良莠不齐或朱紫混淆，也有诸多不称其职者。这就给患者择医造成了一定的困难，"知医不真，任医不专"。

所以，李中梓在文章的结尾说："有必不可迁就之病情，而复有不得不迁就之人情，且奈之何哉！故曰：戛戛乎难之矣！"这就说明，患者的病情虽然是确定的，但人情却是不确定的，不同的人情可能引导出不同的诊治效果；还说明了医学是社会的医学，人文的医学，它始终脱离不了人情，疾病的诊治过程必然受到各方面人情的影响。有人说，中医学就是人学，故研究中医学就必定要探究人情与人性。一个合格的中医医生，必定是世事洞明与人情练达的，而不应仅仅是"博涉知病，多诊识脉，屡用达药"而已。

由于中医学历来重视处理复杂的人情，尤其是在治病的过程中十分注意人性化，不歧视患者，不伤害患者，不在患者身上牟利，以慈悲为怀，甚至一心扑救，所以往往能得到患者的信任和感激，从而营造出良好的医患关系，故绝无伤医事件的发生。这从历代的医籍中就可看出。

下面试举《王孟英医案》中一则关于医生之情的生动案例说明之。患者本为一病久失治之危重患者，当初王孟英诊断为暑热始终在肺，曾为之三疏白虎却不用。原来因为病家对此处方心存疑虑，怕石膏之性过凉，故不敢服，以致病情拖延多日。但王孟英对于患者及其家属的这一做法却并不介意，而是表示理解，也不放弃。当患者一家再次邀请他前往会诊时，他并未推辞，而是欣然应招，并且"不遑谦让，援笔立案"。此时患者家中已陷入了求神拜佛，意乱心慌，殊可怜悯的困境。王孟英面对如此危险之候，并未退缩，而是勇于担当责任。这需要何等过人的学识与热肠。在会诊中，他反复向大家阐述自己对这个病的认识与分析，解释自己为什么要那样开处方。最后他的真诚说服并感动了所有的人，而病家也采用了他的处方，病终得以痊愈。难怪当时在场的医生说王孟英"肠热胆坚，极堪依赖"，"学识过人，热肠独具，凡遇危险之候从不轻弃，最肯出心任怨以图之"。这就是一种最为可贵的"医人之情"。具有这种人情的医生不得不被尊敬，也不得不被信任，也一定会与患者建立起最佳的、最和谐的医患关系。古代"种杏成林"的典故已经成为中医历史上一段众人皆知的佳话，这种人情将继续留传百代。

张锡纯就是一位民间中医

读《医学衷中参西录》，我有一个感受，即张锡纯就是一位民间中医，而且是其中的佼佼者及杰出代表。

首先，他是自学成才，并非"科班"出身。正如他在自序中所说，他曾两试秋闱不第，虽在壮年，而淡于进取，遂广求方书，远自农轩，近至国朝著述诸家，约共搜阅百余种，以孜孜研究医学者有年。渐渐地他就能应人延请，疏方治病，且疗效显著，自此临证者殆无虚日。若按张氏自序中所言及其子在"题记"中所说推算，他开始应诊行医的时间应当在 30 岁左右，即接近中年时代，不过他学医仍是从青少年时代就开始了。

民间中医有大愿力，而又多承祖训。张锡纯先生就是如此。他受"不为良相，必为良医"儒家思想的影响，所以在少年时代读书习文的同时，又兼习医学。其先祖友三公谓凡后世子孙，读书之外，可以学医，及稍长，其先严丹亭公又授以方书，且为指示大意。所以张氏后来走上了从医的道路，并非偶然，其最终实现了自己济世活人的意愿。

张锡纯不慕荣利，布衣蔬食，待人态度平易谦逊，冲和直谅，无论贫富，有求必应。即使后来他成名后也不以名医自傲，且乐于回应病家的询问，总是耐心地口讲手答，竟委穷源，言无不尽，甚或漏夜未尝有倦容。

民间中医自有一种悯民情怀。张锡纯的自题诗中即云"独有拳拳消未尽，同胞疴痒系私衷"。他说："至遇难治之证，历试成方不效，不得不苦心经营，自拟治法，是此一百六十余方，皆迫于孜孜挽回人命之热忱，而日积月累以成卷帙者也。"奉天袁澍滋受张锡纯之委托，协助其参订《医学衷中参西录》，作序云："予虽不习医，然十年作吏，于民间疾苦，时恫瘝在抱，颇志同道合焉。"

张锡纯亦是儒医。张堃在《医学衷中参西录》的序言中说："先生盐山名儒，经史淹通……居常以天下事自任，其后怀才不遇，遂隐于医。"又云："于中西方书，搜阅极博，而生平及力，实在乎《本经》《内经》。恒因经文一二语，悟出无限法门。"如果张锡纯没有深厚的国学功底，他也写不出那么多探讨中医学医理的文字和文章。从其所有文章的题目看，分别有解、论、答、辨、考、读、评、复、致、诠等，总计医论、医话约200篇，书评33篇，还不包括他为函授所编撰的《伤寒论讲义》诸文论。其文章通俗易懂，深入浅出，并用许多案例说明，因此很有感染力和说服力，获得了大批的信众和粉丝。所以他的私淑弟子众多，几乎遍布全国，包括附列于函授者，所谓"函牍往还，无或有间，随问批答"。

张氏74岁始发起医学函授学校，手制讲义，夜分不倦，尝曰：

"吾老矣，今将未了之事，托诸函授。"可见其一生为中医事业付出之辛劳，令人感佩。他曾说："吾人生古人之后，当竟古人未竟之业，而不能与古为新，俾吾中华医学大放光明于全球之上，是吾儒之罪也。"

民间中医往往清贫廉洁，因为他们绝不挟技牟利，或蝇营狗苟。所以他们的著作往往一时难以凭一己之力出版。张锡纯《医学衷中参西录》之刊刻发行，亦多借助于友人之推介与资助。

总之，历史上的名医大多都是民间中医，如扁鹊、华佗、孙思邈、李时珍、徐灵胎、王孟英、雷丰等人，而张锡纯就是近代民间中医的一位优秀代表。他是当之无愧的国医大师，是在中医理论与临床方面都颇有建树、最具创新意识，而且影响和贡献都甚大的一位医家，难怪时人称为医界革命第一人。

有的人对民间中医有一种偏见，认为他们没有学历，没有受过正规的高等医学教育，似乎就低人一等或技不如人，其实并非如此。民间中医界藏龙卧虎，尽管他们没有什么职称，也没有什么科研，但他们有一种对中医的执着追求与热爱，具有极大的积极性、创造性和发展潜力，我们不应该忽视他们。

做有文化的中医人

当今的中国，不缺乏所谓"科学的中医人"，但缺乏有文化的中医人。这里的文化，是指中医药文化或中华传统文化。因为它是中医的根，也是中医的外在形象。所谓"有文化的中医人"，可以用一句话来概括，即有医德，有医术，会宣讲，能著述，会传承，有贡献，是明医。

中医人有无文化从他的语言谈吐、仪容神色、诊病实践过程及其疗效、书写的药方及其著述等，都可以略知大概。

比如清代医家邹润安，《清史稿》说他"有孝行，家贫绩学，隐于医"，且"通知天文推步，地理形势沿革，诗古文亦卓然成家，不自表襮"。而其所著《本经疏证》一书则深究仲景制方精意，成一家之言。他无疑是一个有文化的中医。即使是近代著名医家王孟英、张锡纯等人亦对他十分推崇，我们从《温热经纬》《医学衷中参西录》的内容中就可看出。

再说清代名医王孟英，虽只活了 60 岁，但他的医术和文字功底，绝对胜过当今绝大多数的名医。尤其是一部《王孟英医案》，简直是中医学与文学的最佳结合。其阐述医理之透彻，辨析病机之详尽，描述病情之形象生动，可谓入木三分，且文采斐然，读之令人回味无穷。在我所接触过的各家医案中，可谓无出其右者。

还有清代医家陈修园，他中举后曾任知县及代理知府，公务繁钜，仍为人治病，还撰写了不少医书，对后世习医者有深远的影响。特别是他倡导为医者应努力学习中医经典，并为普及中医知识不遗余力，做了大量的宣传工作。如所著《伤寒论浅注》《长沙方歌括》《金匮方歌括》和《医学三字经》等灌注了他毕生的心血，流传甚广。其著作流畅通俗，深入浅出，易读易记，又结合临床实际，切合实用，因此可当作中医普及教育的理想教材，利于自学。许多人学医就是从读他的书开始而走上了从医之路。其《南雅堂医书全集》是中医历史上最有影响力的个人著作，几乎可与官方编撰的《医宗金鉴》相媲美。陈氏不仅著述甚丰，而且公开讲课授业，所从弟子众多，其对中医传承的贡献功不可没。即使在他生命的最后时刻，仍念念不忘自己的医书有两处需要补写。

总之，在中医历史上不乏有文化的中医人，如淳于意、张仲景、孙思邈、李时珍、喻嘉言、徐灵胎、丁甘仁、汪昂、唐容川等历代儒医，他们都是中医学的创建者、推动者和功臣。还有那些在医学上虽然没有建立起什么流派，但仍然有建树或医著传世的中医人，如"成书数卷，聊以课徒"的《时病论》的作者雷丰；"案语多俪体，千言立就"，"舟车寒暑，手必一卷"的浙江名医金子久；"儒乃达儒，医是明医"的关月波及其"幼承家学，六岁起熟读四书五经并嗜书法"的儿子关幼波；撰有《中医基础理论通俗讲话》和《素问运气七篇讲解》等的方药中等，他们都是有文化的中医人。

纵观以上人物，他们的共同点是：有医德，品性淳良，以仁义为怀，待患者如至亲，"常将人病如我病，救得他生似我生"。他们精勤不倦，好学深思，从不自满，甚至舟车寒暑，手必一卷，或有感即录，或挑灯夜读。王孟英之《归砚录》即如此写成。他们领会了中医的精髓，精义入神以致用，故能在临床上取得好的疗效，而不是只会纸上谈兵的迂腐之辈。他们还能够继承前人医术，或整理，或改编，或撰著，甚至有所创立，留有医著传世。

如果没有那些有文化的中医人，就没有那么多中医典籍，就不可能流传下丰富的中医各科临床经验。如《药性赋》《汤头歌诀》等著作，都倾注了作者们的心血。一部《医宗金鉴》，其中包含多少内、外、妇、儿各科杂证治疗的歌诀啊！ 没有文化的中医人能写得出来吗？

我非常赞赏和敬仰有文化的中医人，他们在世时不一定有名，但他们对中医学发展所做出的贡献是不可磨灭的。如果有文化的中医人越多，中医学的发展前景就会越好。

治病需要"灵感"

作为一个临床医生，尤其是传统的中医医生，"灵感"的有无十分重要。因为有"灵感"与"缺乏灵感"，其治病效果大不一样。

所谓"灵感"，就是医生智慧的火花在对疾病诊治的过程中随机触发的突发式的闪现。还是由于这一触发，往往会使医生们看清疾病的本质和症结，尤其是那些病机比较复杂的疑难杂症，从而为治疗指明方向，或找到一种有效的治法。从某种意义上说，"灵感"就是对疾病病机的捕捉。清代名医王孟英曾说："审证犹如燃犀烛怪，用药尤贵以芥投针。"怎样才能做到这一点呢？如果没有医生的"灵感"，没有智慧火花的闪现，行吗？当年，扁鹊见齐桓侯，就是凭他高超的望诊技术，一下子就觉察到桓侯之疾不治将深，在反复劝导其治疗而遭拒的情况下，以至于最后辞之而不治。这不能不说他具有"灵感"。故太史公司马迁说："使圣人预知微，能使良医得早从事，则疾可已，身可活也。"这种"预知微"，即见微知著的能力，实际上也是具有"灵感"的一种表现。一个缺少灵感的医生，往往也缺少这种"预知微"的能力，从而丧失对疾病及早诊治的良机。

近代名医张锡纯治疗癃闭时，从《易经》中感悟到人身气化如天地日月、寒暑之相推，屈信相感而利生焉。他认识到小便正常流通与否，必须靠阳气的宣通与阴血的濡润，二者缺一不可。因而他创立了"宣阳汤"和"济阴汤"二方，二者交替服用。这确是抓住了治疗了癃闭的根本，可以说在前人治此病的基础上别开生面，有所发展。试想：如果他没有"灵感"，不是善悟多思，能够创立出这样的方剂吗？

又如王孟英治张雨农司马一病中，他在司马谈及体内羸惫情形的一瞬间，即获得了"是阳气之不宣布也"这一灵感，因而他突然发问道："公其久不作嚏乎？"这一问问得好，因为这是他依据《内经》中"阳出于阴谓之嚏"，以及张仲景关于"中寒不得嚏"等论述而联想起来的，并由此而创立了温中补虚、宣通中阳以取嚏的治法，而其所拟方药也确实见到了疗效，从而弥补了前辈医家在这方面的不足。这里我们不要小看了王孟英似乎仅仅是为了使患者得到一个喷嚏而已，看似这与疾病的本身无关大体，然而实际上它包含了王孟英对此病病机的深刻认识，因而对其治疗有指导意义。

清代名医叶天士是凭其智慧与灵感诊治疾病的又一个出色的代

表人物。从其医案中可以看出，他往往凭病情反应中的一点蛛丝马迹，或者说从某一细微表现处就看清了疾病的本质，故其治病多能"信手拈来，头头是道"，所谓运用之妙，存乎一心。观其处方用药，虽只寥寥数味，但却是构思巧妙，于前人治法外往往有所发展和创新。如有人受其"久泻乃阳明胃土已虚，厥阴肝风内动"的启示，在临床上凡遇伴有精神情志症状的慢性腹泻患者，则于处方中加入具有祛风解痉平肝作用之蝉蜕一药，每收良效。这也可谓是从读叶氏医案中获得的"灵感"吧。不过也得实事求是地说，为什么一些名老中医的宝贵经验和学术精华会或多或少的失传，或无法被后人继承下来，这也不正好从一个侧面说明了，"灵感"这个东西有时候是只可意会而不可言传的吗？ 它只能用心去捕捉，而不能够传授。

　　古代不少中医都赞同或欣赏"医者，意也"之说法。我认为，这句话含有一定的科学道理。所谓"意"有揣想、揣测、类推、意会之意，正如《素问》所云"五脏之象，可以类推"，《灵枢》所云"心有所忆谓之意"。当然，其间需要医生积极的思维活动，通过对病情的仔细观察和分析，做出综合性的判断，然后确立治法，所谓"灵机一动，计上心来"。唐初名医许胤宗对此解释说，"意之所解，口莫能宣"。这就说明，"意"或"灵感"的获得，有其一定的偶然性，也有其必然性，偶然中包含着必然。

　　医生"灵感"的获得，我认为主要有三个方面。首先是要有长期的临床医疗实践，要靠经验的不断积累，所谓"博涉知病，多诊识脉，屡用达药"，"三折肱而成良医"。这方面，具有数千年悠久历史和丰富的医疗实践经验的中医学为医生们"灵感"的获得奠定了深厚的基础。其次，是要多读书，多读医学典籍，包括读一些前人医案，广泛吸取他人经验和体会以充实自己；同时也要读一些其他方面的书籍，包括文学、艺术、历史、地理、哲学、军事等，因为中医学是一门综合性的学科，是多门学科的集大成者。医生们的智慧就是从中产生出来的。试看李时珍的《本草纲目》不就是一部古代的百科全书吗？ 该书引据古今医家书目凡 361 种，又引据古今经史百家书目凡 591 种。王世贞说他观其书"如入金谷之园，种色夺目；如登龙君之宫，宝藏悉陈……兹岂仅以医书觏哉！"李时珍也说："欲为医者，上知天文，下知地理，中知人事，三者俱明，然后可以语人之疾病。"最后，就是要求医者有较高的天赋，即古人所谓聪明理达，悟性要高，思维敏捷，不笨拙。

书法家沈鹏先生论书法之道云："好作品带有不可重复性……要知道灵感是一闪现的东西，在这之前要长期积累。"同样的，我们也可以说，医生的"灵感"是要靠辛勤劳动而获得的，要在临床上不断地探索、总结，尤其是最大限度地发挥和运用自己从多种学科中获得的综合知识与能力，即用智慧来处理疾病。

有人说，搞科学需要艺术家的灵感。正是由于疾病本身所具有的复杂性和多样性，决定了作为一个临床医生，尤其是中医医生，"灵感"不可或缺。相当一部分疑难重病的病机往往更复杂、更隐蔽，因而更需要具有"灵感"的良医，像华佗、扁鹊、张仲景、王孟英、张锡纯等一类人。因为有"灵感"才能有发现，有创新和发展，才能出奇方、获奇效。兵书云：兵以正合，以奇胜。治病处方用药也同样如此。总之，治病需要"灵感"，或者说治病需要智慧。愿临床医生们都多一份"灵感"吧！

读《中医战略》有感

《中医战略》这本书的作者不是中医药界的专家、学者和科研人员，而是中国科技信息研究所的贾谦等人。他们以热爱中医药事业的拳拳之情和忧患之心，对中医药事业发展和现行的中医政策等问题进行了深刻的思考并发表了自己的看法和意见，以此来回应对中医科学性的质疑，直面中医废存之争。这本书是一本值得所有关心中医药事业发展的人认真一读的好书。书中有 8 位中医耆宿，如邓铁涛、朱良春、颜德馨等著名专家为之作序，并对该书给予了热情的赞扬和充分的肯定。如朱良春说："我读后深受激励"，"这是为中医呼吁、为中医呐喊、为抢救中医的黄钟大吕，是振奋人心、鼓舞斗志的号角，是中流砥柱，力挽狂澜的柱石，诸公之举，厥功至伟矣。"我认为，朱老的这一评论和赞誉并不为过，是恰如其分的。

这本书好在什么地方呢？ 好就好在它对我国近现代中医的历史、现状与未来，做了深入而全面的实事求是的分析与探讨，并针对所存在的问题和面临的困难提出了建设性的对策和建议，尤其是在政策方面。这些认识、对策和建议，都不乏真知灼见，具有相当的启迪性和前瞻性。

我认为，该书的第二篇——重新确立中医药的战略地位，是该书的重点，而其中第五节又是全篇的中心。作者明确地提出了"重建中医药重要战略地位，实施中医药五大振兴工程"的看法。五大振兴工程为中医药政策法规保护工程，中医药人才工程，中医药科研工程，乡村中医工程，中医药行政管理体制改革工程。这几大工程都可谓是对症下药、有的放矢，均涉及了解决中医问题的要害。如果上述工程都能够实施，真正得到确认并全面落实的话，那将是整个中医界之幸，中医药的振兴就指日可待了。然而，这并非那么容易。

该书提出的一些观点和建议，无疑具有启示和参考意义。这里仅举其中一小部分以飨读者。

1. 我国中医药的医、研、教各方面的问题，主要是政策法规造成的……必须尽快给中医松绑。对中医管理松一些，某种程度上说要比管得紧好。

2. 中国不能简单地模仿西方医疗卫生保障体系，必须建立以中医为主、中西医并重的具有中国特色的新型医疗卫生保障体系。

3. 中医药国际化首先要本土化。中医药首先要为13亿中国人的医疗保健服务，让中医药在中国真正与西医平起平坐。

4. 对中医，只能先全面继承，而不是先"科学化""现代化"地继续改造。今天，不少人要用西医的语言来诠释中医理论，认为这就是创新，其实是在西化中医。

5. 几乎所有的（中医药）研究生论文都是实验研究性质……这种研究结果，既不能指导中医临床，也不能对中医基础理论的发展产生任何实质性的有益影响……这样的学院派、实验派中医已经成为主流，如此下去，中医将何去何从？

6. 如果我们不深入研究艾滋病等重大传染病问题，中国人民的健康就可能受制于外国人。

此外，还有"师徒传承和自学的教育模式应与院校教育并重"，"尽快设立中医部"，"在中央电视台设立中医频道"，"在农村频道设立中医科普宣传栏目"等观点。

总之，《中医战略》一书虽然仅代表"中医战略研究课题组"的一家之言，但我认为，他们的调查研究是在可靠的事实基础上做出的分析和结论，因而是可信的，有说服力的，应当成为中医药法规、政策制定时的重要参考。

中医现代发展的战略决策是否正确，是否能真正做到正本清源呢？傅景华研究员说："中医现状面临的根本性、全局性的关键问题只有两个字，那就是'西化'。中医未来发展的根本性、全局性的战略目标也有两个字，那就是'东归'……西学东归是不可抗拒的历史性过程，中医西化是人为造成的阶段性误区。"

我很赞成《中医战略》中的一段话：中医药要立足于全面继承的基础上自主发展。也就是说，继承是首要的，是基础。何谓"自主"？我的理解是，必须尽快给中医松绑，中医事业应当独立地、自由地、不受干扰和羁绊地，在能充分展示自己优势和特色的道路上向前发展。中医与西医可以优势互补，并列前行。但无论是中医院的发展模式，或是中医院校的人才培养模式，都不宜也不应办成以西医药内容为主导，名中实西的模式。太缺乏中医特色和丧失了中医主体地位的中医院和中医药大学，都不是我们所追求和需要的。

为中医学完整体系而守候

从仲景村走出的中医学者曹东义先生既是一位中医主任医师，又是中西医结合临床专业的硕士生导师，更是一位铁杆中医，一位为中医的回归和复兴呐喊与热情奔走的战士。

他在报纸和网络论坛上发表了很多有独到见解和参考意义的文章，尤其是在"中华中医药论坛"上辟有"曹东义"专版，发文甚多，跟帖者众，积聚有许多粉丝。他们都热情地参与中医各种问题的讨论，应当说这个专版在论坛中很有人气和影响。比如他发上网的"如何给院士们讲中医""《中医药法》正在征求大家的意见"等文，就被讨论得十分热烈。

在中华中医药论坛的《优秀会员访谈：第一期曹东义》（2010年5月）这篇帖子上，至今为止点击量已达446000余多人次，回帖约有600个。网友们都热情而踊跃地与他交流，各抒己见，或提问，或请教，或赞扬，或质疑。他都坦诚地一一作答，尽可能地回复。他在访谈中自我介绍说，"作为中医传人，我深感责任重大，不敢以位卑言轻而沉默"，"我的优点就是不怕丢人"。正由于此，所以他的发言最积极，除正式的文章外，简要答复的只言片语不计其数。凡是发在他的专版内的帖子，他几乎都会回帖，其中不乏闪光的思想或警言妙句。此外，他还积极转发一些他认为有研讨价值或值得推荐的其他人的文章与资料，供大家学习或讨论。因此，我认为他是该论坛上一位最称职、最活跃，也最负责任的版主。

振兴中医，首先必须还原中医、回归中医，揭示中医的深层次内涵和本来面目，尤其是要指出它与西医的本质性差别。只有这样，才能使中医恢复和增强自信，从而"扬旗击鼓，彰显中医个性，共同奋进于振兴之旅"。在这方面，曹东义先生不愧为振兴中医的先锋，是还原中医的一位身体力行者。近年来，他深入思考，联系现实，提出了不少有探讨价值和重大意义的问题。如：SARS过去，中医收获了什么？不能用管理西药的方法管理中药，勿忘与邪气"讲和"，患者的主观感觉是医生的客观依据，为中医学完整体系而守候等。他还曾参与了王国强（现任国家卫生和计划委员会副主任、国家中医药管理局局长）在中国科学技术协会第十二届年会上就中医问题所做报告的起草工作。在对这些问题的探索中，他对中医做了许多挖掘性的、较为深入的阐释工作，使中医的精神内核与魅力愈加彰显，然而他并没有陷入"以西解中"这样的泥潭中去，从而保留了中医的传统本色。

曹先生有学者的儒雅风度，为人谦虚、和善、不狂妄、不自以为是。难能可贵的是，他虽然说可以把中西医结合当成一个事业，但他并未放弃中医的基本立场、观点和价值，没有让中医被西医所"融合"。他的头脑是清醒的。他对中医与西医的异同和优劣都有较深刻的认识，并以其深厚的理论及文字功底、临床实践经历及体会，对中医学做了很好的解说或阐释，是把中医讲得较深透的为数不多的专家之一。

有人曾向曹先生提议，建议他开创曹氏中医学说新理论，在中医界独树一帜，成为现代中医曹派。曹先生是这样回答的，"中医的发展不是要标新立异，创什么'前无古人'的新学派，而是'复兴中医'，找回传统，按照固有的道路前进"。"我不反对创新，但是不能贸然创新，更不能乱创新"。他还说，"我是'大家'的一员，不是'大家'"。

纵观曹东义先生的文章和言论可以看出，他就是一个先中医之忧而忧，后中医之乐而乐的人。他深切关心中医的前途与命运，直面历史困惑，不避敏感问题，其著作的选题，大多把目光集中在重大领域。可以毫不夸张地说，曹东义先生是捍卫中医、宣传中医的一支笔杆子和一个旗手，振兴中医需要更多像曹先生这样的人物。他从仲景村（属河北省衡水市）里走来，又扛着仲景医学的大旗继续前行。一位网友在回帖中说道，"他一直在用自己的所有能力践行着固化在中国传统知识分子灵魂深处的历史使命"，"真正坚守中医学这个阵地"。另一位网友也说，"曹先生是当代中医界少有的中医活动家。他能走出书斋，为中医鼓与呼，甚至直面中医反对者，唇枪舌剑交锋，都是证明"。

最后，请让我借用他的西医老伴的话以说明曹先生对于中医的竭诚守护和挚爱之情。他的老伴曾这样说他："你不要献了青春，献终身；献了终身，献子孙了吧。谁能像你们那样，甘心默默地为中医守节呢！"我觉得，我们就是应当像曹先生一样，为中医学完整体系而守候。道经千载益光辉的中医学，怎么能不值得我们为之守护、传承并发扬光大呢！

不是中医胜似中医
——《问中医几度秋凉》读后感

《问中医几度秋凉》不是医书，但可当医书阅读；艾宁女士不是中医人，但胜似中医人。她在该书中提到的与中医有关的若干问题及思考，可能连我们的一些中医人都未必思考过，也未必懂得。

一个中医局外人，一个非中医专业人士，如此关注中医，如此了解中医，确属难得。我还未见到中医界有人写出这样一本对中医理解和阐述得如此深刻的、夹叙夹议的文学著作，而且书中都是通过自身经历和身边事例来说明中医的。

本书很有思想性，也很有卓越见解，我谨略述其中较为突出的几个观点以飨大家。

一、我的身体我做主

作者艾宁明确表示，"我想做自己的第一医生"。即是说每一个人都应掌握自己健康的主动权，不要迷信医学，医学的功能始终是有限的。她说："对医学的信奉使人不能'我的身体我做主'。""我推崇科学，但还没有推崇到把自己的生命交给医生去整治的地步。"现在，像她这样头脑清醒，对医学的作用有一个明确定位的人确实不多。她还在书中写道："母亲说，什么药也抵不上人体自身的调节能力，药只是帮一下忙，但不能代替人的自身调节。"这实际上就是中医的观点，是中医治病的基本出发点，也可以说得上是至理名言。

二、中医的本质就是顺应自然

艾宁说："人类顺应自然，就会认可中医；违反自然，别说要铲除中医，就是毁了地球也在所不惜。""天、地、人的关系铸就人的生理和心理规范，认识和把握这一规范并将其转化为医学就是中医。"这就把中医与自然的关系说得再明白不过了，即中医的本质就是顺应自然，以自然为师，中医不要被科学框住。所以，我从她写的"最好的活法不是什么科学的、新奇的活法，而是自然的活法"这句话，进而联想到这样一句"我相信，最好的医学不是什么科学的医学，而是自然的医学，即'道法自然'的医学"。对此我深信不疑。

因此，艾宁说她对那种将人与自然越隔越远的医疗做法持保留态度。她说："科学藐视自然和由此衍生的感觉和做法，已造成了诸多难解的问题。"

三、重视人的感觉

艾宁说："我告诉女儿要有意识地保护自己的感觉，有意识地把知识转化成智慧，把智慧转化成感觉。这就像一把菜刀，知识是铁，智慧是钢，感觉就是刀刃、是锋。"这句话说得多好啊！ 现在，我们的许多医生（包括中医、西医，尤其是西医）都不懂得这一点。

我认为感觉有两个方面，一个是医生的感觉，另一个是患者的感觉。感觉对应感觉，中医就是凭"感觉"治病，先通过望、闻、问、切收集患者的信息（包括患者自诉的感觉），然后在医生头脑中形成一个感觉或基本的判断。这个"感觉"包含着智慧，不是每一个中医对同一个病患的感觉都是完全一样的。难怪我的一个中医朋友曾经说，叶天士的医术之所以那么高超，就因为他是凭智慧来诊治疾病的。我觉得这个话有道理。感觉远比指标重要，而且更可靠。有的西医医生却忽略或不重视患者的感觉，在临床上宁肯相信各种先进的仪器，当离开了仪器他就难以做出诊断。

艾宁还说："其实感觉这东西既是初级的也是高级的……机器人不能替代人的是再多的信息也不能整合出感觉来，大脑这台高级微机能产生的一种高级产物就是感觉。""我们有什么理由藐视进化铸就的感觉和认知能力呢？"我认为中医之所以有力量，之所以神奇，就在于它十分看重并利用了人的感觉——这个由自然加工了亿万年的、不能为现代任何精密仪器所具有或代替的东西。

四、其他一些闪耀着睿智思想和独到之处的观点

比如她认为，中中医是时空医学，尤其是时间医学；所说医学的境界，就是变肉眼为法眼、慧眼。

尤其感人的是，她说："如果能把女儿托付给中医事业，我死可瞑目。"试问：说出这样的话的家长能有几个？ 一个对中医不了解、不信服的人，能说出这样的话吗？ 她还引用其母亲的话"医生因给人看病而发了财就是缺德了"。多么振聋发聩啊！ 前几年有个别冒牌医生一次收取患者所谓的"咨询费"就达 2000 元，这就是缺德。

总之，艾宁女士虽然不是中医，并以自己未能继承母亲的中医职业而遗憾及后悔，但她却对中医有爱，有割舍不断的情怀。这是

一个对中医有何等深刻理解的人啊！ 如果她真的成为一个中医的话，我想她是可以成为一个"名医"的。《问中医几度秋凉》中提出的问题和解答很具有启示意义，它可以帮助我们更深刻地理解什么是医学，什么是中医，中医与西医的区别在哪里，人应该怎样看待自己的生命。

邹润安论医与药

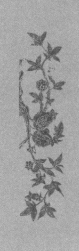

邹润安与《本经疏证》

清代医药学家邹澍（1790—1845 年），字润安，江苏武进人，一生勤苦自学，所著甚丰。《邹润安先生传》（同里周仪颢撰）中说他"家故贫，艰于就傅，勤苦自励，于书无所不窥，虽互寒盛暑，披览不辍"。邹润安一生不求闻达，而甘隐于医，所著甚丰，为世通儒。邹润安著有《本经疏证》12 卷《本经续疏》6 卷《本经序疏要》8 卷等。其中，他花了 6 年的时间写的《本经疏证》一书，疏解药物凡 173 味，皆为仲景所用者。我认为，此书是对《本经》的药物研究、剖析得最深刻、最透彻的专著。该书为辩论之体，论药时始终紧紧抓住其所适应的病机，且不离论方与论病。该书行文流畅，引征广博，可谓融《内经》《伤寒论》和《金匮要略》诸书之精义于一炉，尤其在发掘某些药物的精蕴方面有其独到的见解。

一、邹润安论药始终紧紧抓住该药所适应的病机

因为每一种药物都有其相对应或适应的病机，故明其药性，实即明其药所适应的病机。邹润安认为，"凡药之为物，有理焉，有情焉。理者物之所钟，情者物之所向，而适与病机会者也"。故其论药务求去粗取精，疏明其所以然，即"务求其真，毋惑于似"。如他认为，"独活能治风，然其所治之风，是湿化风"；"柴胡为用，必阴

气不纾，致阳气不达者"；"麦门冬之功，在提曳胃家阴津，润泽心肺，以通脉道，以下逆气，以除烦热"；"（黄芪）利营卫之气，故凡营卫间阻滞，无不尽通"；"贝母善横解心胸间郁结之疾"；等等。这些都是他对药物所适应病机的深刻见解。再如，他论半夏主头眩、咽喉肿痛、肠鸣、气逆、止汗等功效时，是这样阐释的，"半夏味辛气平，体滑性燥，故其为用，辛取其开结，平取其止逆，滑取其入阴，燥取其助阳，而生于阳长之会，成于阴生之交。故其为功，能使人身正气自阳入阴。头为诸阳之会，阳为阴格则眩；咽喉为群阴之交，阴为阳搏则肿痛；肠鸣者阳已降而不得入；气逆者阳方升而不得降；汗出者阳加于阴，而阴不与阳和。凡此诸证，不必委琐求治，但使阴不拒阳，阳能入阴，阴阳既通，皆可立已"。此说真可谓要言不烦，一语破的。

二、邹润安论药不离论方与论病

药物、方剂、病证，三位是一体的，必须联系起来分析。故邹润安在《本经疏证》的自序中，亦说其"每缘论药，竟自论方，并成论病"。所以，该书因论药而连及论述的方剂和病证不知凡几，可以说，他对每一味药物的疏证基本上都是一篇说理精细的论文，常常是洋洋数千言而又耐人寻味，正如他自己所谓"任情驰骋，浑忘畛域"。如为了说明人参有"除邪气"之效，邹润安列举了茯苓四逆汤、吴茱萸汤等凡30余方来分析。为了说明人参"治呕有专长"，他列举了小柴胡汤、半夏泻心汤等10余方来分析。仅疏证甘草一味药，他论及的方剂达35个之多，并分别分析了它们所主治的病证或效用。请看他在疏解芒硝中的一段文字：芒硝岂能止渴？己椒苈黄丸偏加之以治渴。芒硝安能止利？小柴胡汤偏加之以止利。盖津液与痼癖结，遂不得上潮为渴；去其痼癖，正使津液流行。积聚结于中，水液流于旁为下利，去其积聚，正所以止其下利耳。这段文字非常有意义。它为我们指出，临床上如果不明了真正的病机，是很难正确地用药并取得良好疗效的。

既然《本经疏证》是在论述药理，就必然要联系到有关的生理、病理，包括病因、病机乃至于病名、字义等来加以阐释。所以，如果没有比较全面的医学基础和渊博的知识，是很难讲清药理的，尤其是中医学具有科学抽象的特性。《本经疏证》在多处引用《内经》的理论来论药、论方与论病，其中论方又以《伤寒论》和《金匮要略》之方剂为主。邹润安通过悉心研究，认为仲景用药深得《内经》之旨，又处处宗法《本经》。因此，《本经疏证》可谓融以上诸书之精义于一炉。要读懂这本书，自然非先熟读其余几本经典著作不可。

三、本书行文采用"辩论之体"

本书用辩论的形式提出许多问题，并自问自答，将若干药物及有关的方剂乃至病机、治则等提出来进行反复问难，或加以比较，阐抉其异同，以期释疑解惑，将药性真义推阐致尽，从而真正"使药品之美毕彰，而《本经》之旨益著"。如邹润安认为，癥坚瘀血，唯在肠胃者，为牡丹皮所主。然后他又自己设问："仲景治癥坚瘀血，用牡丹者推桂枝茯苓丸、温经汤两方。两方所主之证，不得云在肠胃也，其亦有说软？"又云："当归四逆汤之用木通也，为利水道设乎，为通血脉设乎？""苦参能主溺有余沥，又能止泪，则是收摄水气之物，何以又曰逐水？"像这样反复推敲，阐明至理的辩论几乎贯穿全书。试想，如果邹润安没有对医学著作和理论的深入钻研，怎么可能提出这么多相当有难度的理论和临床方面的问题，并做出卓越的解答呢。

总之，《本经》虽被列为中医学四大经典著作之一，但历代对其做疏解辨证的并不多，其中一些精蕴尚未被我们发掘和认识，近年来中医界的部分同志对它亦重视不够。即使现在通行的《中药学》教材所讲述的药物功能，比起《本经》来虽然在内容上有所充实、较全面和易懂，基本上可应用于临床，但还算不上最好的药理学专著，尤其是在论述各种药物所适应的病机及其功效之机理方面，往往阙如或肤浅。关于此，观邹润安《本经疏证》而自明。

此书读之虽甚难，然而却颇耐人寻味。清代医家王孟英在《温热经纬》卷五之方论中，曾有不少地方的注释引用了《本经疏证》的论述，可见其对邹润安的推崇。岳美中在为中医研究生班草拟的"当读的古医书"中，亦推荐了《本经疏证》。看来，要想成为一个在理论研究和临床上有较高造诣的中医师，这本药理和病理学专著是不可不读的。

邹润安论阿胶

邹润安论药的特点是：以《本经》记载的药物主治为依据，深入到仲景使用该药的各个方剂中去寻根究源，探寻其所适应的病机。故每缘论药，竟自论方，并成论病，务必疏明药性之所以然。其论阿胶者亦然。

据《本经》记载：阿胶味甘平，主心腹内崩劳极，洒洒如疟状，腰腹痛，四肢酸疼，女子下血，安胎。

首先，邹润安明确地提出了阿胶的主治功效或其所适用的病机是"能浚血之源，洁水之流"，这是其他任何一位医家所未曾讲到的。"浚"者，疏通也，疏导也；"洁"者，化浊为清也，使洁净也。

为什么这样说？邹润安认为，所谓心腹内崩、劳极、洒洒如疟状者，皆因生血之所，气溃败以不继，血奔溢以难止，内则五脏之气不凝，外则经络之血不荣，而阿胶则仗其取肺所主之皮、肾所主之水，以火煎熬，融洽成胶，恰有合于膻中火金水相媾生血之义，导其源而畅其流，内以充脏腑，外以行脉络也。这就是说，阿胶的炼成，本身就与人身火、金、水相媾生血之义相似，故作药则有同气相求之妙，但它又不是直接补血的，而是治水浊于中，则滓停于四畔及洼坎不流之处的所谓腰腹痛、四肢酸痛者。邹润安说，阿胶取气熏津灌之皮，假水火烹炼成胶，胶成之后，随亦水消火熄。恰有合于澄水使清各归其所。在此，邹润安用的是一种象思维来解释药性。由此看来，阿胶的功效与其炼制的材料及过程，有直接的密切关系，这是不可不论及的。阿胶与其他天然药材比较，的确有其特异之处。

其次，为了阐明阿胶要如何应用才能得当的问题，邹润安对仲景《伤寒杂病论》中使用阿胶的诸多方剂做了进一步的分析。

书中他自问自答道："何者为用阿胶确证？"缘渴乎？非也。五苓散无阿胶，亦能治渴，还有温经汤证、黄连阿胶汤证、炙甘草汤证，皆不言渴。又为不得眠乎？亦非也。以栀子豉汤、酸枣仁汤皆可治失眠，但皆不用阿胶。他又问："黄连阿胶汤证，无湿在中，何以用苓连？黄土汤证，无湿在中，何以用白术、附子、甘草、黄土？"他认为，前者是由于火燔于上，有湿不足以济之；后者是湿郁于上，有火不足以宣之。故阿胶随苓连是化阴以济阳，随术附是和阳以存阴。他还认为，仲景在鳖甲煎丸中用阿胶，是用它挽留（或防止）紫葳、牡丹、桃仁、䗪虫通血之过当；在薯蓣丸中用阿胶，是用它带领（或疏导）四物汤等药以和血。《内经》云："人卧则血归于肝。"邹润安认为，血不归肝者有三种原因：肝血枯涩；血为火扰；有化血之物，停而不化，反致无血归肝者也，此则为阿胶之所主。

《名医别录》认为，阿胶能养肝气。对此，邹润安是这样解释的：肝藏血，血衰则肝家之气失所恋而耗散，血复则气得所养而充旺矣。

由于阿胶有益血之能，而血亦水属。邹润安认为，血是水之淳，水是血之漓。他说："血之病多在泄，泄则不流，化源反竭；水之病，多在停，停则不泽，反能生火。"如芎归胶艾汤所治之胞阻、鳖甲煎丸所治之疟母，温经汤所治之少腹瘀血，大黄甘遂汤所治之血室瘀血，皆是治血不流而化源竭者。其用阿胶者，正取千里伏流不溃不决之济水，熬统护血肉之皮以成。皮者肺之合，火者心之合，水者肾之合。三合相聚，不正似血之化源乎？化源已续，斯瘀自行，瘀者行则决泄自止。这一段讲得太好了，尤其是最后一句"化源已续，斯瘀自行"。这就为我们指出，阿胶并非行血之品，它之所以能使"瘀自行"者，正在于它能浚血之源，使化源得续，所谓导其源而畅其流。然而，他同时又特别强调，阿胶之用，属阴不亏而不化血者，不治血之化源竭也。倘中焦无汁可化，则非其所能任。所以，在现代的中药学讲义上，一般认为脾胃虚弱及消化不良者不宜用之，这是与邹润安所论相符合的。

邹润安还指出，"水停而生火，则猪苓汤、黄连阿胶汤、炙甘草汤、白头翁加甘草阿胶汤、温经汤，皆其治也"。阿胶在这些方中皆起一个洁源导流的作用。

总之，阿胶是我国古代先民在医学上的一大贡献与发明，从其制作材料及方法上都体现了古人的聪明智慧。邹润安从其中悟出了它所包涵与对应的病机，即阿胶的主治功能与特性。历代医家对阿胶的论述，都没有邹润安讲得那么深透，那么精辟。难怪清代名医王孟英对邹润安的著作评价说："邹润安之书，疏经旨以证病机，俾古圣心源昭然若揭，不但有裨后学，足以压倒前人。"

邹润安论大黄

大黄，俗称将军，猛药也。从古及今，最善于应用大黄者，首推仲景，其《伤寒杂病论》使用大黄者凡30方。邹润安著《本经疏证》疏解大黄一药，全文4500余言，将仲景用大黄之精义推阐尽致。今特将其所论做一概述。

一、大黄之用，贯火入于土中

首先，邹润安引卢芷园对大黄的论述，"五行之体，以克为用。凡心用有所不行，变生疢难者，舍同类之苦异以入之"。

邹润安认为，卢氏"行火用"一语，实得火能生土之机括，概括了大黄之功用为能使火气贯入土中。邹润安说："土气必得火气贯入，而后能行；火气必得土气之通，而后能舒。火用不行，则积聚、胀满、癥瘕遂生；土气不行，则烦懊、谵妄、嗔恚并作。""大黄色黄气香，固为脾药，然黄中通理，状如锦文，质色深紫，非火之贯于土中耳？"因此，所谓大黄能启脾滞、通闭塞、荡积聚、涤肠胃、利水谷，不过都是贯火入于土中的作用。所以《本经》首推大黄通血，治火着于血者，尤其是火盛着血之证。邹润安还指出，"火盛着血者，则无处不可着，故着隧道则为血闭寒热，着横络则为癥瘕积聚，着肠胃则为留饮宿食"。总之，大黄之用，缘火盛着物，非缘"阴虚阳亢"。

二、承气之名，固当属之大黄

仲景承气汤的命名，究竟因何而来？

邹润安曰："自金元，人以顺释承，是理遂不可通尔。试以《六微旨大论》'亢则害，承乃制'之义参之，则承气者非血而何？"气有余即是火，火必着于物，当然也可着于血。大黄所主是火盛着血，故方名取"承气"二字。他还举出如下理由：①三承气汤中，有用枳、朴者，有不用枳、朴者，有用芒硝者，有不用芒硝者，有用甘草者，有不用甘草者，唯大黄则无不用。②厚朴三物汤，即小承气汤，厚朴数倍于大黄，而命名反不加'承气'二字，犹不可见承气不在枳、朴乎？③气为血帅，当气滞波及于血并化火，此时唯大黄能直捣其巢，倾其窟穴，气之结于血者散，则枳、朴遂能效其通气之职，此大黄所以为承气也。不然，验其"转矢气"何以反赘于小承气下，不责之倍用枳、朴之大承气耶？所以他说，"承气"二字是针对大黄一药而命名的。

三、大黄之巧用

邹润安指出，"药之性固所宜究，用药之巧尤所宜参"。观仲景之巧用大黄，亦可见一斑。如大陷胸汤先煮大黄，后入他物；茵陈蒿汤先煮茵陈，后入大黄、栀子。前者欲使大黄之力变缓（因久煮）而久留，以当善后之任，变峻剂为缓剂；后者欲使大黄气锐先行，以攻其里之瘀热。由于二者煎法不同，所发挥的药性亦有别。

再如，同一个泻心汤，在《伤寒论》中治"心下痞"，而在《金匮要略》中则治"心气不足，吐血衄血"。前者因"实非真实，故锐药锐用"，大黄用麻沸汤绞汁；后者因"虚则真虚，故锐药缓用"，大黄与他药同煮。邹润安认为，"一以气分虚痞，故取其气不取其味；一以血分瘀结，故气味兼取焉"。

再从同为治黄的茵陈蒿汤、大黄硝石汤和栀子大黄汤三方来看，由于各自的证候、归经不同，故与大黄相配的佐使药不同，且大黄的用量也有差别。即栀子大黄汤证有"懊憹"，属太阳证，故佐以栀、豉；茵陈蒿汤证有"食即头眩，心胸不安"，属阳明经证，故佐以茵陈；大黄硝石汤证有"表和里实"，属阳明腑证，故佐以硝石、黄柏。此三方大黄的比例是 4∶2∶1，即腑证者倍大黄，阳明经证半之，太阳证又半之。

四、涩剂为何用大黄

邹润安说："涩剂用大黄，似乎相背，不知仲景用药必不浪施。"因为"病有因实成虚，及一证之中有虚有实，虚者宜补，实者自宜攻伐"。他并以柴胡加龙骨牡蛎汤及风引汤为例，指出在柴胡加龙骨牡蛎汤证中，胸满、谵语非大黄不为功，小便不利非茯苓不能通。盖大黄、茯苓，实一方之枢纽，必不因此碍龙牡之涩矣。在风引汤证中，治疗热瘫痫，"必其风聚热生，挟木侮土，故脾气不行，积液成痰，流注四末……故大黄者，所以荡涤脾家所聚，而干姜之守而不走，实以反佐大黄，使之当行者行，当止者止，是大黄、干姜，又一方之枢，不阂夫涩者也"。所以，无论是急病或缓病，凡于虚实错杂之际，都需要一二味起枢纽、调节作用的药。故仲景在涩剂中用大黄，其实是有目的的，反不似今之人凡涉虚者则畏之如砒鸩。

五、大黄实斡旋虚实、通和气血之良剂

这是大黄最大的优点，也是其难得的功效。而指出这一点的，正是邹润安。

除了在涩剂和虚证中可使用大黄外，在攻剂和实证中使用大黄似乎适当其可，然而同样也要根据病因和病情的不同，而分别有所督率。比如鳖甲煎丸和大黄䗪虫丸二方，前者由外感所致，"外感者，自气以及血，故寒热不止而后为癥瘕"；后者由内伤所致，"内伤者，自血以及气，故先有干血而延及气"。虽然二方同用大黄率诸飞走灵动之物以攻坚，但由于气者，穷其源，以人参、干姜益之；由于血者，探其本，以芍药、地黄济之。大黄固将军，皆随所往而有所督率。所以，无论虚证或实证，无论由气及血或由血及气，皆可用大黄从中斡旋之、贯通之、调和之。

六、大黄之用，至赜而不可恶

邹润安说，大黄之用，极其微妙深奥。比如以药味同而方名异的厚朴三物汤与小承气汤二方来说：一治痛而闭者，一治腹大满不通；一个是轻泄其不足（阴）以配有余（阳），一个是重泄其有余（阴）以就不足（阳）。故小承气之三物同煎，则欲大黄之有余力；厚朴三物汤之后纳大黄，是欲大黄之无余威。另外，大黄的应用也比较广泛，在仲景《伤寒杂病论》中，从六气之风、寒、燥、湿、火，六经之太阳、阳明、少阳、太阴、少阴，以及气、血两证等诸多方面，都有用到大黄的方剂。例如：风引汤治风，大黄附子汤治寒，麻仁丸治燥，又治阳明，大柴胡汤治少阳，桂枝加大黄汤治太阴，大黄牡丹汤、下瘀血汤治血等。

七、峻药治急病，但其机甚微

邹润安说，"大凡峻药多治急病，急病在人身，每伏于不可见知之处"。比如"食已即吐"的大黄甘草汤证就应当属于急病。由于胃

气不纳，定不能游溢精气，上输于脾，所谓胃气生热，其阳则绝者，讵不势迫且切，而急以大黄泻阳以救阴耶？ 还有柴胡加龙骨牡蛎汤证，仅以胸满、谵语而用；少阴大承气汤证，仅以口燥、咽干而用；大黄䗪虫丸证，仅以肌肤甲错、两目黯黑而用；苓甘五味加姜辛半杏大黄汤证，仅以面热如醉而用；等等。凡此皆其机甚微，其势甚猛，如鲁莽草率，鲜不以为不急之务而忽之。由此亦可见张仲景确实为一位擅长用峻药治急病的高手，是值得我们后辈医者认真学习的。

总之，邹润安论大黄，始终围绕《伤寒杂病论》对大黄的运用来探讨和分析。他比较了此方与彼方、此病与彼病的同异，以及大黄在不同方剂中的作用、配伍与分量等，尤其是指出其运用之巧妙，从而使大黄药性之美毕彰，而仲景用大黄之精义益显。

邹润安论麻黄

邹润安指出，麻黄之异在所产之地冬不积雪，则其可鼓发阳气、冲散阴邪，故凡束缚难伸之风（贼风挛痛）、蔽痼盛热之寒（伤寒）、乍扬更抑之热(温疟)、迫隘不顺之气(上气咳嗽)，皆所能疗。这里指明了麻黄最基本的功效是"鼓发阳气、冲散阴邪"，可谓要言不烦。但是，为了弄明白究竟如何运用麻黄才能用得其宜，发挥其独特之功效，邹润安综合分析了《伤寒杂病论》等书中含有麻黄的方剂共 20 余方，进行了反复探寻。

下面，我仅对邹润安论述麻黄之精义做一简述。

一、从阴阳理论的角度来论麻黄

首先，关于风伤卫、寒伤营的问题。邹润安认为，麻黄、桂枝之用，断不必泥于在营、在卫，盖寒既伤于外，营卫本皆乖戾，特伤之重者无汗，则以麻黄从阴中达阳，营气乃通。

其次，关于有汗不得用麻黄的问题。邹润安认为，汗多亡阳，为佐使用温热者言耳。比如麻杏石甘汤、越婢汤，兹二证者，既已有汗，阳犹甚盛，不与阴和，或逼阴于外为汗，或逐阴于上为喘，或阳郁不宣为风水，或阻气于上为肺胀……可见皆阴与阳争，不能胜阳，阳结聚而阴散漫，阳上薄而阴不下输。如是而不用麻黄发其阳，阳终不能布；不用石膏泄阳通阴，阴终不能归。故两方者，非特用麻黄，且多用（麻杏石甘汤），且倍用焉（越婢汤）。

二、凡外寒水气交关为害之病证皆可用麻黄

如麻黄加术汤治湿家身烦疼；麻黄附子甘草汤治正水、脉沉者；大青龙汤治寒水化聚于上，束缚胸中之阳而见内热烦躁；小青龙汤治寒水之化聚于中，侵损胸中之阳而见喘咳呕哕；越婢汤治盛寒之邪聚于皮毛营卫而致之风水、恶风、一身悉肿；麻杏苡甘汤治风湿一身尽疼；桂枝芍药知母汤治风湿；等等。

三、麻黄治里病，可使其从表分消

邹润安曰："麻黄非特治表也，凡里病可使从表分消者，皆用之。"如乌头汤证、射干麻黄汤证、厚朴麻黄汤证、甘草麻黄汤证、文蛤汤证等，以上皆无表证，但何用麻黄？ 邹润安认为，这是根据《本经》所述麻黄"止咳逆上气，破癥坚积聚者"而用的。那么又为何说是"从表分消"？ 若症状为"咳而上气，喉中水鸡声"与"咳而脉浮"等，说明病聚于肺，而肺者皮毛之合，从皮毛而泄之，所以分消肺病也。或症状为"吐后渴欲得水，脉紧头痛"，说明病仍在上，与风寒不殊矣。

四、麻黄治寒热与柴胡治寒热的区别

《本经》谓麻黄"除寒热"，如桂枝二麻黄一汤、桂枝二越婢一汤、桂枝麻黄各半汤，皆用麻黄除寒热。麻黄所主之寒热，与柴胡所主之

寒热，是有区别的。前者，寒热一日二三度发，日再发，且恶寒、无热；后者，则为往来寒热，休作有时，且不恶寒，但微有热。

五、半夏麻黄丸治心下悸，何以用麻黄

关于此，《金匮要略选读》解释说，水饮内停，上凌于心，故心下悸。本方取半夏蠲饮降逆，用麻黄通阳以泄水。为何通心阳不用桂枝呢？邹润安回答：以桂枝仅能通血脉，不能舒发心阳。这就再一次地强调了麻黄通心阳的作用是桂枝所不能代替的。所以，邹润安指出，凡宜用散者惟斯为最，然柴胡、麻黄俱为散邪要药，但阳邪宜柴胡，阴邪宜麻黄，不可不察也。水饮为阴邪，故麻黄适当其任。

有人说，《本经》没有认识到麻黄的利水作用。我看未必。不然，处处宗法《本经》而用药的张仲景何以在治疗风水的越婢汤，治疗水气的文蛤汤和治疗水饮凌心的半夏麻黄丸等方中，皆使用麻黄呢！

六、论使用麻黄之过

《中药学》教材中，把麻黄归入肺和膀胱经，认为表虚自汗及肺虚喘咳者忌用。这固然是不错，然而实际上麻黄还可以入心、肾二经。邹润安认为，治心者除半夏麻黄丸外，《千金方》和《外台秘要》中的安心散、麻黄汤、通命丸等，皆以麻黄为君以治心，而《金匮》之乌头汤，《千金方》之麻黄根粉方，《外台秘要》之鳖甲汤皆为治肾。所以邹润安说："麻黄之通心阳，散烦满可见矣……麻黄之于肾，盖治气闭精凝、虚热内作之证矣。"

由于功与过是相对的，麻黄如果运用得不恰当，或者说不当用而用之，会有什么后果呢？除了大汗而亡阳外，邹润安还认为，"用麻黄而过，在肺则有厥逆，筋惕肉瞤；在心则有叉手自冒心，心下悸，欲得按；在肾则有脐下悸。循其过而稽其功，则前所谓麻黄下能通肾气，而上能发心液为汗，及除肺家咳逆上气者，为不虚矣"。

邹润安论牡丹皮

清代医家邹润安先生为孟河医派又一杰出代表人物。其所著《本经疏证》一书，融《内经》《本经》《伤寒论》和《金匮要略》诸书之精义于一炉，对《本经》药物的疏解可谓精妙绝伦、推阐尽致。兹以其对牡丹皮的疏解论述为例，以证明之。

一、紧紧围绕《本经》原文来讨论分析

《本经》中，牡丹味辛寒，主寒热。中风、瘈疭、痉、惊痫邪气，除癥坚瘀血留舍肠胃、安五脏、疗痈疮。

邹润安认为，牡丹皮之所以主寒热，在于其色丹属心，味辛则能通，气寒则能降，为通剂。其所主之寒热，乃因血滞气壅，不能卫外而为固，于是阳与阴相争，气与血相搏而为寒热。血宣气行，外入者不解自去。所以在鳖甲煎丸中仲景使用了丹皮且分量较重，在本方的23味药物中，其剂量仅次于鳖甲、赤芍、蜣螂、柴胡。

《本经》上明载牡丹皮所主之病为"癥坚瘀血留舍肠胃者"。邹润安指出，此证的具体临床表现是"在胃必妨食饮，在小肠必妨溲溺，在大肠必妨大解"。故腹中既有形兼呕血者、溺血者、下血者，皆为牡丹皮所宜。这为牡丹皮最重要，也是最确定不移的功效。最著名的代表方剂就是大黄牡丹皮汤。

邹润安对牡丹能去肠胃中壅结瘀积也做了论述。他说，"胃者受盛之腑，肠者传化之腑，既受而盛，则非火莫化；既化而传，则非火莫行。牡丹非能助火之行也，凡火结不行者，牡丹能开降之，此所以专主留舍肠胃中癥坚瘀血也"。他认为，牡丹皮最大的功效在于通行血分，能行血中久痼瘀结，虽至化脓，亦所擅长。所以，只要是由血结引起的，如血脉虚而瘾疭，脉随血聚而拘急，因血结而热生，因热熏而惊痫者皆可治。

邹润安还联系《素问》来探讨丹皮所治之瘾疭。他问：何以

心脉大与肝脉小急这两种不同的脉皆可致瘛瘲筋挛？　自答：此皆由惊所致。以惊则气血乱，气乱则入于经脉，心气为之满大；血乱则出于血室，肝气为之小急。是心之盛与肝之衰，理实相连，不可分也。丹皮所主之瘛疭，必由惊而痫，由痫而瘛疭，或由中风而瘛疭。这是我们必须掌握的。这里所谓"惊痫邪气"的"邪气"，就是指风热中血分。

二、联系《金匮》来说明丹皮治癥坚瘀血的机理

下面我们看一下邹润安是如何联系《金匮》用牡丹皮五方（温经汤、桂枝茯苓丸、大黄牡丹汤、肾气丸、鳖甲煎丸）来表明丹皮治癥坚瘀血的机理。

首先，邹润安以桂枝茯苓丸与温经汤二方为例，指出两方所主之证皆不在肠胃。他认为，桂枝茯苓丸治胎动在上，漏下不止，是为证在小肠，故血从前阴下也；温经汤治少腹里急，腹满烦热，唇干下痢，是瘀在大肠，故谷道窘急而痢也。此二病皆属于暴病，虽不同于"癥坚瘀血留舍肠胃"之久病，治疗方法亦有所区别，但它们俱与瘀血停滞于小肠或大肠有关，故治需用丹皮。

其次，邹润安论述了肾气丸中用丹皮的原理。他说："肾气丸之治，在《金匮》中有四而皆涉及小便，与牡丹无涉者也，牡丹果何为者哉？"继而分析道：夫肾兼蓄水火，火不宣则水不行，水不行则火益馁。于是不行之水郁而生热，益馁之火暗而不燃。水中有热则小便反多，火中有寒则小便不利。水中有热，火中有寒，非牡丹色丹气寒味辛苦者，孰能治之？　此桂附之壮阳，地黄之滋水，虽能为之开合，不能为转其枢，则牡丹之功不小矣。是方也，养阴之力虽厚，振阳之力亦雄。养阴之力厚，恐其水中之热延留，故必以牡丹泄阴中之阳者佐之。他还认为，"心交于肾而膀胱之化行，若心肾相交有所阻碍者，则牡丹皮为在所必需"。这样，就把丹皮在肾气丸中的作用讲得很清楚了。

三、与桂枝相比较

邹润安认为，牡丹皮与桂枝皆入心，通血脉中壅滞，但桂枝通血脉中寒滞，其性轻扬，沉寒痼冷未必能通；丹皮通血脉中热结，虽属根皮，为此物生气所踞，故积热停瘀虽至成脓有象，皆能削除净尽。

四、对"疗痈疮"的理解

邹润安指出，牡丹为物，非特主癥坚瘀血留舍肠胃，即痈脓亦必涉肠胃者方可用矣。他举例说，《本经》虽云牡丹皮主"疗痈疮"，但《金匮》中之排脓散、排脓汤、王不留行散皆不用，肠痈二方，则一用一不用；《千金方》中治诸疔肿痈疽疮漏皆不用，肠痈三方皆用之。

另外，他还以大黄牡丹汤证中有"时时发热，自汗出，复恶寒"，温经汤证中有"暮即发热，手掌烦热，唇口干燥"等为例，说明瘀血痈脓在大肠者必兼表证。因肺与大肠相表里，肺主皮毛，大肠病必延及肺。此种解释既符合中医的基本理论，而且也易于为人所理解和接受。

总之，邹润安对牡丹皮的论述，无疑较《中药学》所讲更深透而准确，在现行的《中药学》和《方剂学》教材中，对丹皮的功效都没有明确强调或指出其"主癥坚瘀血留舍肠胃"的特殊功能，而仅仅只是一般地叙述它有凉血清热和活血祛瘀的功效，这样就等于是远离了或者说没有重视《本经》对它的定性。一种药物，如果不明其个性，是难以准确而有效地加以运用的。

邹润安论人参

邹润安在《本经疏证》一书中，记录了自己用含有人参的方剂救治两个危重症的医案，这在全书是很少见的，可以作为我们临床之借鉴。他正是在对仲景所有含人参的方剂及其治证的剖析中，来探寻运用人参之微旨的。

邹润安认为，人参为阴中之阳（这是由其生长环境及习性决定的，其草背阳向阴，不喜风日），其力厚，其性醇，色黄味甘，故首入脾，次入肺，次入肾，次入肝，次入心，愈传效愈著，所谓"主补五脏"也。

一、用人参除邪气

人参的主治，《本经》一连用了8个动词，即补（五脏）、安（精神）、定（魂魄）、止（惊悸）、除（邪气）、明（目）、开（心）、益（智）。如此看来，其补益的作用是很显著的，故《本草纲目·十剂》云："补可去弱，人参、羊肉之属是也。"

《名医别录》对人参"除邪气"也做了进一步的解释。书中认为，人参可疗肠胃中冷，心腹鼓痛，胸胁逆满，霍乱，吐逆，调中，止消渴，通血脉，破坚积，令人不忘。邹润安指出，对于以上人参所主治的病证，在张仲景的著作中分别有相对应的方剂，如：主肠胃中冷之茯苓四逆汤、吴茱萸汤、附子汤，主心腹鼓痛之大建中汤、理中汤，主吐逆之干姜黄连黄芩人参汤、麦门冬汤，主调中之半夏泻心汤、生姜泻心汤、薯蓣丸，主消渴之白虎加人参汤，主通血脉之炙甘草汤、通脉四逆汤，主破坚积之鳖甲煎丸等。以上相对应者，凡30余方，皆效验昭著，人参除邪气之功可谓大矣。这也说明仲景用药，处处宗法《本经》，而又互相调剂之，以发挥其最大功效。

二、用人参之大略

邹润安认为，用人参总的来说应掌握四个字，即上动、下静。在上病之动者，寒热皆治之，如白虎加人参汤、理中丸、竹叶石膏汤等证有渴、吐及唾，皆动也。在下病之静者亦治之，如附子汤证有身体痛、手足寒、骨节痛、脉沉，乃不动是也。反之，在上病之静者不治，如诸在表当发汗解肌证，以及结胸、痞气、停饮等候是也。在下病之动者亦不治，如诸下利证是也。

但是也有特例，如四逆加人参、理中、吴茱萸汤等证见既吐且利者，乃上下皆动之病，则以上下不守，属中宫溃败，须急急用参，不可以上下动静一概论也。

三、辨人参之可用与不可用

对此，明代李言闻曾有详述，如"凡人面白、面黄、面青黧悴者，皆脾肺肾气不足，可用也；面赤、面黑者，气壮神强，不可用也"。但是，邹润安却从另一角度，即联系张仲景著作中诸方证来对此做辨析。

1. 有表证而邪正不分者不可用

邹润安引徐洄溪的话说，疾病有分有合，合者，邪正并居，当专于攻散；分者，邪正相离，有虚有实。实处宜泻，虚处宜补，一方之中，兼用无碍，且能相济。以小柴胡汤证为例，其方后注云"若不渴，外有微热者，去人参，加桂枝三两，温覆微汗愈"就是属于这种情况。"外有微热"及"不渴"，都说明表证尚未解，邪气尚混合不分，故当去人参。

2. 表证已罢，内外皆热，虚实难明者，尤不可用

这句话的意思是说，人参于热盛而虚者可用，实者不可用。如白虎汤证之症见腹满、身重、难以转侧、口不仁、面垢，即不属于虚证，故不用人参。又如小柴胡汤证之症见胸中烦而不呕者，也是因为邪聚于上不得泄越（即不呕），也不属于虚证，故不用人参。

3. 表邪已化热，邪正已分者，可用人参

如白虎加人参汤证中仲景特别申明"渴欲饮水，无表证"。邹润安加以解释说："表证不渴，渴则风寒已化，邪正分矣。"虽然此时尚有"时时恶风"或"背微恶寒"，但它不是常常恶风或遍身恶寒，说明表邪已经化热，特尚未尽耳。

4. 肠胃中冷，中气不能自立者可用人参

理中丸就是这种类型的代表方。邹润安指出，凡用人参，必究病之自表自里，其不由表者，若霍乱之寒多，用理中丸，腹痛更加之，虽头身疼痛，发热，无所顾忌。再如桂枝人参汤证，表里相混难分；黄连汤证，里证寒热难分。前者外热内寒，后者上热下寒，正因为其中气不能自立，故寒热各据一所而不相合，不相合则终必相离而使病情加剧。故两方中皆须用人参冲和煦育，调补中气而使寒热调和，起一个枢纽以应环中的作用。

5. 脾胃虚弱，更触邪气之呕必用人参

邹润安说："呕者用人参多，欲呕者用人参少，是人参之治呕有专长矣。"人参色黄气柔，味甘微苦，唯甘故补益中宫，唯苦故于虚中去邪。故无论寒邪热邪之盛，或病后阴虚阳虚，皆可用人参治呕。如大病瘥后，喜唾，胃上有寒，宜理中丸。又如伤寒解后，虚羸少气，气逆欲吐者，竹叶石膏汤主之。正因为人参之气冲和而性浑厚，能入阴化阳，故入寒凉队中则调中止渴，入温热队中则益气定逆也。

6. 需协调平衡而使药力齐者当用人参

比如在乌梅丸、竹叶石膏汤、温经汤、薯蓣丸和侯氏黑散等方中，或以寒药为君，或用寒药甚多，或以热药为君，或补泻错杂，或收散并行，然而诸方中"非人参则其力不齐，而互相违拗者有之矣"。再如九痛丸中狼牙、巴豆皆非常用之品，且有毒，亦用人参者"乃使跋扈者将兵，而以纯厚长者监之之术"。

四、关于人参之用量

1. 表证邪盛者，人参用之略多

邹润安说："邪盛则开解药亦多，人参若少，则不足以驾驭，此所以多也。"故温中解表之桂枝人参汤，清热益气生津之白虎加人参汤中，人参皆用三两。

2. 虚多于邪，人参用之反少

邹润安比较了人参在19个仲景方剂中的用量多寡，得出了"虚多于邪，用之反少"的结论。如有表证的小柴胡汤、白虎加人参汤等方，人参皆用三两；而汗下后阴阳俱虚的茯苓四逆汤，霍乱亡阳脱液的四逆加人参汤，人参反而皆只用一两。

3. 驳斥"人参少用壅滞，多用宣通"

邹润安说："藉人参之宣通，在《伤寒论》中莫过于通脉。试观炙甘草汤治脉结代，通脉四逆汤治利止脉不出，四逆加人参汤治脉微，皆不尚多，概可知矣。"又说："在补剂中，止欲其与他物相称，偏重则必有所壅遏，谓之宣通可乎？"

总之，人参"除邪气"的功效是确切的，应用是广泛的，无论在治疗何病的处方中，它都不应居于偏僻的地位。因为人参入气药中，则合和而生气；入血药中，则归阴而化气；入风药中，则所至而布气。即使它在处方中有时不属于君药，或用量亦不多，但它在方中所起的协调、平衡、监制等作用绝不可小觑。

邹润安论柴胡

《本经》谓柴胡"味苦、平，主心腹，去肠胃中积气，饮食积聚，寒热邪气，推陈出新"。

在《伤寒杂病论》中，含柴胡的经方共9个，而且至今仍是临床常用方，其中最著名的有大柴胡汤、小柴胡汤、四逆散、鳖甲煎丸、柴胡加龙骨牡蛎汤等。柴胡的适应范围较宽，然而它所适用的病机是什么，其药效发挥的原理何在，临床上应如何正确地使用等，邹润安都为我们做了深刻的论述。

一、柴胡适用的病机

刘潜江认为，柴胡以升阳为用，且非徒畅阳，实能举阴，俾阳唱阴随，六气因郁而升降之机阻者，皆可用之以转其枢。

邹润安由此认为，柴胡之用，必阴气不纾，致阳气不达者，乃为恰对。若阴气已虚者，阳方无依而欲越，更用升阳，是速其毙耳，可乎！ 故凡元气下脱，虚火上炎及阴虚发热，不因血凝气阻为寒热者，近此，正如砒鸩矣。这段话很关键，它指明了柴胡所适用的病机及误用所带来的危害。王孟英在《重庆堂随笔》的批语中对邹润安此说给予了充分的肯定，并列举了自己亲闻的一个由于肝阴素亏而失明，后又误用柴胡致两胁胀痛且巅顶发热如火的实例。张锡纯亦在《医学衷中参西录》中记载过一患者因肝阴素亏更用柴胡、枳实，致全身颤抖不止、怔忡烦乱而病危。此外，如张景岳、徐灵胎、叶天士等医家也大多持此类似的观点。

现在，虽然有的书中也明确说明"真阴亏损、阴虚火旺者宜慎用柴胡"，但也有人对"柴胡劫肝阴"一说持保留态度，认为自己用柴胡时尚未发现明显的不良反应。不过我认为，邹润安关于"阴虚阳越忌用柴胡"的告诫还是有道理的。

二、柴胡能通上焦

柴胡能通上焦，从仲景曰"上焦得通，津液得下，胃气因和，身濈然汗出而解"这一段话中可以得见。

邹润安对此的解释为说：上焦不通则气阻，气阻则饮停，饮停则生火，火炎则呕吐。半夏、生姜能止吐、蠲饮，然不能彻热；黄芩能彻热，然不能通上焦；能通上焦者，其唯柴胡乎！ 他认为，小柴胡之主症——往来寒热也是由于痰凝气滞，升降之机始阻，当升不升，则阳怫怒为热，当降不降，则阴鸥张为寒。故在此用柴胡，正是寻根立本之治。

小柴胡证也有不往来寒热的。由于伤寒中风多见呕逆或干呕，只要无麻黄、桂枝证，但见喜呕一症，则虽发热者，便可用柴胡汤。还有一类既不往来寒热，也不呕，但是如果有心下满、胁下满、胸胁满、胁下硬满，心下支结、心下急郁郁微烦等症状者，也是属于上焦不通，因此也可用小柴胡汤。故柴胡实为通利之药，《本经》谓其"推陈致新"，诚非虚语。

三、非上焦不通而用柴胡的情况

非上焦不通而用柴胡者，是由于中枢不旋而升降失常者。其症或见"阳脉涩，阴脉弦，腹中急痛"（即少阳兼里虚寒证）；或见"少阴病，四逆，或咳，或悸，或小便不利，或腹中痛，或泄利下重"（即四逆散证）。邹润安说："咳、悸、小便不利，不降也；腹中痛、泄利下重，不升也。病同一源，或为不升，或为不降，亦可见其中枢不旋矣。旋其中枢，舍柴胡其谁与归？"

再以治疟母及癥瘕的鳖甲煎丸为例，邹润安说，"夫鳖甲煎丸其意在攻坚，坚壮而枢机不转，则病邪与气血相溷，必复结于他所为患"。因此，本方不仅用柴胡，且量稍重（六分），得君药的二分之一（鳖甲十二分）。这个比例远远高于它在薯蓣丸中的比例（薯蓣的六分之一）。故邹润安说"欲攻坚者，转枢机为要"，这就为我们治疗癥瘕一类的疾患提供了有益的参考。

再以治疗妇女热入血室证也使用小柴胡汤者为例，此处也是用柴胡散结（散气分之结）。因为拔去其邪，热与谁结？故治疗不必泥于治血，血分之病自无不愈矣！

四、柴胡可否治劳

关于用柴胡治劳，医家历来有争论。对此持批评和反对态度的如寇宗奭，他认为，"苟无实热，必不得用"。而李时珍又非议寇氏之论。邹润安则引仲景"男子平人，脉大为劳，极虚亦为劳"之说，认为"脉大，阴虚也；极虚，阳虚也。劳有两途，阴虚、阳虚尽之矣，而可用柴胡耶？寇氏之说似矣，然所谓虚劳诸不足，风气百疾，薯蓣丸主之中有柴胡，此又何说哉？"对此，他认为寇、李二人所言多为似劳非劳者误耳，并不符合古人之旨，即不是真正意义上的劳证，而是《金匮》说的"五脏虚热"。而且他引用徐忠可的话说："曰虚热，以别于实邪也，谓五脏之间为虚邪所袭，因致血气滞而不畅，则表里之间虚邪作热，唯虚邪四时皆有之……柴胡为半表半里和解之品，且能畅发少阳生生之气，四时咸用焉。后人逍遥散等方，此其嚆矢也。而谓之劳，则亦失其实矣。"

　　邹润安在《本经序疏要》卷七论虚劳篇中还说，"虚由于自然，劳因于有作。譬诸器物，虚者制造之薄劣，劳者使用之过当。仲景论虚劳，凡言劳者必主脉大。云脉浮，脉浮弱而涩，脉虚弱细微，脉沉小迟，皆不谓劳。则可见劳者脉必大，虚者脉必小。劳者精伤而气鼓，虚者气馁而精违"。在这里他对虚与劳做了清楚的鉴别，虽然二者也有共同之处，如都可兼有消渴、吐血、唾血、腰痛、阴痿、崩中等症状，在治法上也比较接近（如补、安、益、养等）。在此虚劳篇中，他一共列药65味，无非补精、补气两端，但其中却未列柴胡。可见他认为柴胡非治劳之药，以其并无补益五脏之效也。

　　总之，邹润安认为，柴胡之为物，其用在阳为阴蛊，故柴胡主疏，能通上焦，旋其中枢，升阳，开气分之结，凡痰凝气滞、升降之机受阻及有癥坚者多用之。唯阳乘阴位、阴逼阳浮者忌之，否则祸患之来，捷于桴鼓。

邹润安论黄芪

　　黄芪，《本经》谓其"味甘，微温，主痈疽，久败疮，排脓止痛，大风，癞疾，五痔，鼠瘘，补虚，小儿百病"。

　　邹润安在《本经疏证》中，结合《灵枢·痈疽》《素问·风论》《素问·生气通天论》和《灵枢·营卫生会》等篇中关于卫气营血和三焦的论述，认为痈疽乃营卫之病，而营卫属三焦，三焦属中土。黄芪色黄味甘，气微温，直入中土而行三焦，故能内补中气（上焦），中行营气（中焦），下行卫气（下焦），一源三派，浚三焦之根，利营卫之气，故凡营卫间阻滞无不尽通。所以，通营卫实为黄芪之主要功效和特长。营卫得通，则"营气不从，逆于肉理"之痈肿，以及"卫气有所凝，故肉有不仁，营气热腑不清"之厉风等自然得治，正所谓源清流自洁者也。所以《本经》把主痈疽，以及大风等皮肤中病列为黄芪之首功，是与《内经》的论述相一致的。

《名医别录》云黄芪"利阴气"，此何谓也？这又牵涉阴阳之理来解释。邹润安认为，阴不胜阳者，非黄芪所能为力；阳不胜阴，则阳不上而五脏气争，阴不下而九窍不通。他还引用刘潜江的话说："盖阳不得正其治于上，斯阴不能顺其化于下。旨哉言矣。"所以，如阳气下陷所致之虚热、小便不通或尿血等都属于阴气不利，正适宜用黄芪。盖阴之降，实本于脾胃之阳旺，阳旺自能化阴，故利水消肿之方多用黄芪，如防己黄芪汤、防己茯苓汤，都是仲景治疗风水、皮水的名方。近代名医张锡纯之气淋散亦用黄芪为主药。故所谓黄芪"利阴气"者，决非仅行营气、逐恶血也。

按《中药学》上讲，黄芪有固表止汗的作用，然而邹润安却提出，"仲景《伤寒论》绝不用黄芪，即如汗出阳亡，似与黄芪之强卫固表相宜，亦终不及，何也？"他对此分析道：若伤寒汗多亡阳，则系阴气逼阳外泄，必以附子振其阳，阴霾始散，汗乃得止；而黄芪所止之汗，则系卫阳盛，蒸逼营阴，阴气泄为汗者，用黄芪既能使营阴充不受阳蒸逼，又能使卫阳不蒸逼营阴。所以，黄芪与附子止汗的原理是相反的。如四逆汤若用黄芪，谓之闭门逐贼；当归六黄汤、玉屏风散等止汗诸方，用黄芪非特借以固外，实特以和阴，使不迫于阳。

邹润安还比较了防己黄芪汤与防己茯苓汤的异同。他认为，两方虽皆用黄芪，其旨终不同也。防己黄芪汤证（风水，脉浮，汗出，恶风）病本向外，则乘势壮营卫之气，使水湿从标而解，是用以厚表气，故分数甲于一方。防己茯苓汤证（皮水，四肢肿）病不向外，则通其水道从本而解，是用以利阴气，故分数退居茯苓下与桂枝并。可见两方虽同为治水，但由于病位及病势不同，故黄芪之用量和配伍亦不同。邹润安还指出，黄芪非止汗者，特能行营卫中气，营卫中气行，邪气遂无以干，则汗自止耳。那么，黄芪又是否能发汗呢？邹润安认为，黄芪能行而不能发。虽然仲景书中有"诸黄家，但利其小便，假令脉浮，当以汗解，宜桂枝汤加黄芪"之文，但这里用黄芪并不是用它助发汗，而是用其益营卫中气，浚营卫之源。盖诸黄家属病缓者，病缓者，必追其源。

那么，黄芪又是否属于纯粹的升提之药呢？邹润安认为也不是。他说："黄芪非能降也，亦非能升也。"他以《金匮》治疗历节之乌头汤和治疗黄汗之桂枝加黄芪汤为例，指出，"两者病皆在下，并治以黄芪，则似黄芪能降，乃其汗出并在上体，又似黄芪能升，殊不知黄芪专通营卫二气，升而降，降而复升……凡病营卫不通、上下两截者，唯此能使不滞于一偏"。也许是基于此相同的认识，所以最擅长应用黄芪者莫过于同时代的王清任。其所创立的补阳还五汤重用黄芪达四两，是治疗气虚而瘀阻于络之中风偏瘫的名方。其余以黄芪为主药的方剂还有补中益气汤、升陷汤和举元煎等。值得一提的是当归补血汤一方，明明是为补血，何以重用黄芪？诸家解释多以补气生血为由，但皆不及张璐的解释。张璐指出，然方中反以黄芪五倍当归者，以血之肇始本乎营卫也……以营卫和则热解，热解则水谷之津液皆化为精血矣。

总之，邹润安认为，黄芪能通营卫，利阴气，升而降，降而复升，非止汗亦非发汗，是皮肤中病黄芪皆治之。其认识较《中药学》教材更深入一层。他还说："欲补虚者，通营卫为长。"故黄芪、桂枝皆为通营卫补虚之要药，观仲景《金匮》血痹虚劳病篇中的黄芪桂枝五物汤、黄芪建中汤二方，即可知矣。

邹润安论白术

邹润安论白术全文 3600 余字，从 9 个方面提出问题来进行了全面而深入的分析。

白术总的功效是治脾气之不运而湿邪为患。其治疗痹证，于风胜、湿胜者为最宜，寒胜者为差减，其相对应的症状特征是"风胜必烦，湿胜必重"，并以《金匮》中的麻黄加术汤、防己黄芪汤等方为例证。

呕吐之于术，渴是一大关键。应当鉴别先呕后渴还是先渴后呕，前者为病欲解，后者为水停心下。邹润安指出，用术治渴，为呕吐者言之耳。但他紧接着又说，"术究非治渴之物也"。如桂枝附子汤去桂加白术汤证中即特别说明"不呕不渴"。桂枝附子汤去桂加白术汤证中还有"其人大便硬，小便自利"。按常理，白术多治下利，为何此处大便硬反而用白术？邹润安认为，此乃脾家虚也，脾虚则湿胜而不运。湿流于内，能使大便不实；湿流于表，更能使大便不濡。脾健则能制水，水在内，能下输膀胱而使大便实；水在外，能还入胃中而使大便濡。此理中丸所以下多还用术，而桂枝附子汤以大便硬、小便自利而将术易桂也。

白术治眩，非治眩也，治痰与水耳。如苓桂术甘汤证、真武汤证、泽泻汤证、五苓散证等。

为何理中丸证中，脐上筑者，去术加桂？邹润安认为，奔豚，水气也，虽然白术补土，土能防水，但只能防其下泻，不能防其上涌；桂枝能降，能使在下之水气化，而水自归壑矣。

白术之止汗除热，不同于桂枝汤之治中风、止汗除热。白术所治，必兼体痛身重，多系风湿相搏之证，如防己黄芪汤证、甘草附子汤证。但如不恶寒反恶热，汗出而渴，身病发热，又为湿温证，则白术应当忌用。

以白术所主治湿证、水证、饮证，说明湿、水、饮为一源三岐。故《本经》《名医别录》言白术治"风寒湿痹、死肌、痉、疸、止汗除热",是治湿证;"逐皮间风水结肿",是治水证;"消痰水,除心下结满",是治饮证。仲景所创诸方,其实都是宗法《本经》而来的,这是他用药之所本。

《伤寒论》治霍乱的两方,即五苓散与理中丸,不论是"热多欲饮水"还是"寒多不用水",皆用白术。但为什么在理中丸方的加减法中,有去术、更用术、更加术的用法呢? 邹润安认为,其关键在于白术能举脾之陷,不能定胃之逆;能治脾胃虚,不能治脾胃实也。对于"既吐且利,渴欲饮水,斯术为必需"者,需注意鉴别太阴吐利与少阴吐利。后者有脉微、厥冷,因此无用白术之理,而多用四逆汤类以除沉寒痼冷。

白术以除湿益气为功,然则凡湿皆可用术乎? 曰否。邹润安认为,湿当分寒热。属于寒者,是阳郁阴中而不升,是气之虚,即阳虚。虚者补正以益气,白术、茯苓是也。属于热者,是阴困阳中而不降,是气之实,即阳盛。实者除邪以益气,连柏栀黄是也。

白术与黄芩何以为安胎圣药? 邹润安认为,不能简单地解释为白术健脾、黄芩泄热,而应当看到,妇女之病多半涉血,初孕之时,下焦血旺,致气反上逆,是为恶阻。恶阻则中焦之气不变赤而为水,则白术在所必需。以后至妊娠五六月时,多有子肿之症,也是由于有水阻于腰脐之间所致。故《名医别录》载白术"利腰脐间血"是说得很到位。故仲景对妊娠养胎提出白术散和当归散二方,认为可以常服,两方中皆有白术。邹润安说:"总之,血分之源不清,则血气不能和,而附血之湿,血盛之火,皆为胎前所有之常患。"这一论述就远比教材上的解释更深刻而全面。

综上所述,邹润安在《本经疏证》中对每一味药物的疏解几乎都是一篇说理精细的论文。

邹润安论茯苓

邹润安综合《内经》《本经》和《伤寒杂病论》的相关内容讨论人的生理、病理，讨论若干疾病现象的所以然，讨论病之所宜药或药之所宜病，以及当用不当用之故。在讨论中务求其精，勿失于粗，务求其真，勿惑于似，从而提出了一些原创性的、具有卓识的观点，给人以深刻的启示。

邹润安论茯苓，实质上是在论"道"（即中医的基本理论）。

首先，他从阴阳立论来探讨茯苓的生成及功效。现代研究认为，茯苓为多孔菌科寄生植物茯苓菌的干燥菌核。邹润安的说法为，"若茯苓则水土之阴交于正阳而生者也。其摄于阳，则有气无质；其钟于阴，则有质无气。故能于无形中炼有形，有形中吸无形。无形中炼有形，则上焦之以气化阴也；有形中吸无形，则下焦之从阴引阳也"。由此他认为，茯苓的核心作用在于能于阴中吸阳以归阴，又能于阳中引阴以归阳。联系到人身的生理来说，就体现于气水转化之交。因此，茯苓所对应的病机就包括：气阻水瘀，水停气阻，气以水而逆，水以气而涌，水与气并壅于上，气与水皆溢于外，气外耗则水内迫，气下阻则水中停等。而茯苓者，纯以气为用，故其治咸以水为事。这也是茯苓最重要的功能之一，水停气阻之五苓散证、气以水而逆之茯苓桂枝甘草大枣汤证、气外耗而水内迫之茯苓四逆汤证等皆用之。

其次，邹润安认为，茯苓不只能使阴随阳化，并能使阳药不至耗阴，阴药不至抑阳，其斡旋之妙，有非他物所能并者。这是邹润安关于茯苓功效的独到见解，是其他医家所未曾讲到的。他以茯苓四逆汤证、附子汤证为例说明：前方治少阴病经治不愈，烦躁者；后方治少阴病身体痛，手足寒，骨节痛，脉沉者。二者皆未尝有水，亦并无渴，之所以用茯苓，正在于取其"斡旋之妙"，使阴阳得以调和。

第三，邹润安认为，茯苓有在上主气，在下主血之能。如胸痹之茯苓杏仁甘草汤证、梅核气之半夏厚朴汤证，两者脾气俱以上行，而肺为之阻，一则碍其直道，而升降不灵，一则碍其横络，故呼吸不利。又如妇人胎动漏下之桂枝茯苓丸证、妊娠腹痛之当归芍药散证，两者心肺俱已下行，而肝为之阻，一则滞气凝血隔胎元之吸引，故当停反漏，一则流痰宿饮，混养胎之阴血，故虽动不漏。然茯苓之辟阻为通，则又无不同。其在上之功，则所谓"通调水道，下输膀胱"；在下之功，则所谓"水精四布，五经并行"。茯苓之功绝非治水，实附于治水。

第四，非水饮用茯苓，其责亦非轻者。这是邹润安的又一独到见解，说明茯苓并非仅能治水饮。他认为，茯苓可起一个传递转接的作用。补剂中用之，使脾交于肺，如薯蓣丸；风剂中用之，使阴从阳化，如侯氏黑散；上焦用之，则化阳归阴，如酸枣仁汤；下焦用之，则从阴引阳，如肾气丸。以上方剂皆不属于治水饮之方，但仲景为何要在其中使用茯苓，就是要用它起一个联络和周济的作用，因此不能把它简单地视为利湿下渗之物。

第五，为了论述茯苓，邹润安应用属辞比事法考查了与茯苓有关的三十余个方剂，以及这些方剂所主治的疾病。这些证候主要有：水逆；心下满，微痛及小便不利；脐下悸欲作奔豚；气上冲胸，起则头眩；厥而心下悸；烦躁；发热，小便不利；身痛肢寒或背恶寒，脉沉；发热，小便不利，头眩，身𥉙动，振振欲擗地；腹痛，小便不利，四肢沉重疼痛，自下利；大风四肢烦重，心中恶寒不足；虚劳腰痛，少腹拘急，小便不利；男子消渴，小便反多，以饮一斗，小便一斗；虚劳诸不足，风气百疾；虚劳虚烦不得眠；胸痹，胸中气塞，短气；肾着；痰饮；卒呕吐，心下痞，膈间有水，眩悸，或先渴后呕；脐下有悸，吐涎沫而颠眩；多唾口燥，寸脉沉，尺脉微，手足厥逆或手足痹，小便难等；心胸间虚，气满不能食；皮水，四肢肿；妇女癥瘕；妊娠，腹中绞痛；子肿；梅核气等。这些证候涉及多种内科杂病，且症状错综复杂而多变，如何在其中正确地使用茯苓，的确需要一个依据。比如他认为，茯苓桂枝甘草大枣汤证就是因为气以水逆，则冠以导水，而下气随之；五苓散证是因为水停气阻，故随水之瘀而化气；茯苓甘草汤证是因气阻水瘀，故随气之阻而宣水；桂苓五味甘草汤及诸加减汤证，是因水以气而涌，则首以下气，而导水为佐；茯苓杏仁甘草汤证、茯苓戎盐汤证、茯苓泽泻汤证皆因水与气并壅于上，则从旁泄而虑伤无过。

通过对以上方证的具体分析，邹润安得出了如下结论：①（一）茯苓能化水饮。②茯苓能升清降浊。③茯苓之化气行水，只能在直道中。④茯苓为治眩悸之主剂。茯苓、泽泻皆治眩，但有上下之别。茯苓宜用于病在下者，如葵子茯苓散证；泽泻宜用于病在上者，如泽泻汤证。茯苓治悸，有别于桂枝、半夏。悸之用桂枝与茯苓，有心中、心下之分；其用半夏与茯苓，又有膈间、脐下之异。⑤茯苓治肾邪之夹水者。⑥茯苓治因水饮停滞引起的呕与渴。对此，邹润安还特别做了辨析。他认为：①茯苓能化，故能治饮，非以治水。而饮之所在，或留于中，或据于旁。留于中者，能渴能呕；据于旁者，不能渴，不能呕。②茯苓行直道，则治留于中者，盖饮有时在中，碍脾之输，斯得竭肺之化，不能输，不得化，于何而不渴？渴则引水自救，水溢而化机仍窒，于何能不呕？故兼呕兼渴者皆隶焉。

还有，说到茯苓，在这里不能不提到真武汤。为什么真武汤中出现小便利者要去茯苓呢？邹润安说："唯真武汤证，则以水气为正病。乃曰'小便利者去茯苓'，岂小便利尚有水气为病者哉？盖真武汤证正病，固系水气，但水气之所被，不止在直道中。观其内自腹外及四肢，上为呕、咳，则小便不利者，亦其末病耳。是证主脑，在坎中之阳不能镇摄水气，非水道不利致病也。若用茯苓，则于横溢上逆者无干，反足以耗直道之津液，故去之耳。

总之，邹润安对茯苓的剖析与阐述是独树一帜的，其立论不凡，见解独到，属辞比事，反复问难。他更多的是从阴阳立论，从脾肺气水转化之交，从含茯苓各方的异同比较，从茯苓药效发挥之所以然等方面来进行探讨与辨析，因而其认识比一般的药物学讲得更透辟和深入，用他自己的话说，就是"沿隙寻窾，往往于古人见解外，别有会心"。

邹润安论细辛

清代医药学家邹润安所著《本经疏证》中引清代吴中医家徐洄溪之言曰："药之用或取其气，或取其味，或取其色，或取其形，或取其质，或取其性情，或取其所生之时，或取其所成之地。"这几乎是探究中药药性的一个传统法则，为历代医家所沿袭运用。所以，邹润安论细辛，首先就从它的形状说起：细辛色紫，紫者，赤黑相兼也。赤为心色，黑为肾色，心与肾皆属少阴。两少阴经皆短而直，细辛一枝直上，体细柔劲似之。少阴者，又皆水火相依；细辛体虽细，味极烈似之"。这就是细辛取名之由来。

其次，邹润安对《本经》所载细辛之主治做了阐释。即细辛味辛温，无毒，主咳逆、头痛脑动、百节拘挛、风湿痹痛、死肌，久服明目，利九窍，轻身长年。邹润安解曰："咳逆者，风寒依于胸中之饮；头痛脑动者，风寒依于脑中之髓；百节拘挛者，风寒依于骨节屈伸泄泽之液；风湿痹痛、死肌者，风寒依于肌肉中之津。推而广之，有津液处，风寒皆能依附焉。故在胸为痰为滞结，在喉为痹，在乳为结，在鼻为齆，在心为癫痫，在小肠为水，在气分为汗不出，在血分为血不行。"他还说："细辛唯治寒，乃为恰合。恶寒者，寒之方猖；口渴者，寒之已化；脑动者，寒与在上之阳战而阳欲负；下有沉寒，则必恶寒。"因此，邹润安对细辛的功效归结为一句话：凡风气寒气依于精血津液便溺涕唾以为患者，并能曳而出之。随后，邹润安列举了《伤寒杂病论》中若干个含细辛的方剂来分析说明仲景是如何运用细辛的。细辛治咳，每与五味子、干姜同用，如小青龙汤、射干麻黄汤、苓甘五味姜辛汤等。其原因在于细辛能提出依附津液之风寒，但不能使津液复其常，且不能将津液中的气提曳以出；而干姜温脾肺，是治咳之来路，来路清则咳之源绝矣；五味子使肺气下归于肾，是开咳之去路，去路清则气肃降矣。所以《伤寒论》中凡遇咳，总加五味子、干姜，而兼有寒邪者，必同用细辛。如小青龙汤即以咳为主症，以渴为欲解，而用细辛去其附饮之邪，其功远在干姜之右。因为干姜能燥饮，不能去附饮之邪。附饮之邪不去，纵使饮已消，而邪固在，亦终不渴。细辛还可治里证吐利、手足逆冷等，如当归四逆汤、乌梅丸。当归四逆汤之用细辛，在于助桂枝散内着之寒邪，藉汗分消，但不欲取大汗。乌梅丸证中，附子、细辛仅得君药（乌梅、黄连）三分之一，大致为清剂，不过以细辛提余寒使出，以附子、干姜化之。

但为什么少阴病始得之即用细辛？他认为，若少蹉跎，必致吐利、手足厥冷，故乘其外有发热，用麻黄、附子，一治其内，一治其外。然不得细辛自阴精中提出寒邪，则温者温，散者散，犹未能丝联绳贯，使在内之邪直从外解也。

细辛治气分病之心下坚、大如盘、边如旋杯。邹润安认为，此证为寒与胸腹之津液相搏，上则心阳不舒，下则肾阳难达。故桂枝去芍药加麻辛附子汤中既以桂枝汤畅心阳，又以麻黄附子细辛汤鼓肾阳，且重用细辛入肾，以提散依附津液之邪。他认为，欲其阴阳相得，非细辛不能，故其服药后当汗出，如虫行皮中，即阴阳相得的表现。还有大黄附子汤、赤丸二方，前方温以附子，下以大黄，使从大便解；后方温以乌头，利以茯苓、半夏，使从小便解。然皆以细辛联络其间，使寒气彻底澄清。所以细辛在二方中的作用不仅是"去痛"，而更关键的是还起到了一个联络的作用。

此外，邹润安认为，细辛还能已后阴诸疾，除大黄附子汤外，乌梅丸还可治久泻、久痢。

那么，在哪些情况下不当用细辛呢？邹润安认为有以下几种：咳逆上气而渴者，此寒去欲解也，如小青龙汤；百节拘挛而不恶寒者，如侯氏黑散、千金三黄汤；风湿痹痛下无陈寒者，如防己黄芪汤。

综上，邹润安在论细辛中，提出了一个重要观点，即"药之功能非有异，而调处之多方，制剂之各别，遂使之若有异者。故既不得舍药性论方，又不容舍方义论药矣"。

不滥不遗用附子

附子是临床上一味重要的中药，《本经》虽列为下品，但张仲景在《伤寒杂病论》中却把它应用得十分自如且得力，可谓出神入化，充分发挥了其温经散寒、止痛、通脉、强心、回阳救逆等功效，开后世扶阳学说之先河。后世凡宗仲景法用附子者，往往效验昭彰，甚至可挽救危急之症，但如不明其机窍，而用失其宜，则多可祸不旋踵。故历代以来，中医界有人畏乌附为蛇蝎，多避之不用或少用，似将之遗忘或束之高阁，因噎废食，此诚为憾事。而现代以山西李可、四川卢崇汉等人为代表的医家则为擅长用附子疗疾者。他们大力提倡扶阳理论并用之指导临床，从而取得了令人瞩目的成效。

下面，我结合学习《本经疏证》，试对附子一药做一些讨论。

首先，要正确地使用附子，做到不滥用也不漏用，就必须先弄明白附子之性。

附子性温，味辛烈而气雄健，沉着而柔，以气为用，兼入血分，有毒，入心、脾、肾经，驱寒不避虚实，可伸阳、振阳、助阳、回阳，是公认的扶阳第一要药。邹润安曰："沉而柔者，无处不可到，无间不可入。"故《本经》言其，上则风寒咳逆上气，中则癥坚积聚、血瘕，下则寒湿痿躄、拘挛、膝痛，不能行步，无一不能治。附子实兼乌头和天雄二物之长，既能外达腠理（如乌头之发散），又能内入筋骨（如天雄之敛藏），故其用较二物为广。明代医家虞抟认为，附子禀雄壮之质，有斩关夺将之气，能引补气药行十二经，以追复失散之元阳。

用附子之大旨是：阳虚阴壅，或阳消阴长，或阳衰阴逆，或阳衰不能化阴，或阴盛迫阳等。其所表现出的症状有：腹痛、腰脚冷弱、手足拘急疼痛、小便不利、腹满、汗后恶风恶寒、噎、干呕、风水、产后中风兼项强、烦躁、下后胸满恶寒、水肿、肾厥头痛、小儿慢惊、暴泻脱阳、霍乱转筋、阳虚血证、精神萎靡、脉象沉微等。以上多属于阳虚之证。另外，卢崇汉先生讲，"阴虚的本质仍然是阳的不足，这是由于阳气化生阴精的功能受到影响，所以，对于阴虚患者，只要姜、桂、附配伍适当，不但不禁用，反而能起到辅助协同的作用"。这样，就大大扩充了附子的使用范围，突破了教科书上所讲的附子的应用与功效，值得我们在临床上进一步探索。

既然张仲景是最早和善于使用附子者，我们就有必要探寻其在经方中是如何应用的。

据黄煌《张仲景50味药证》一书中介绍，含附子的经方共计33个，用药共35味。其中，附子与干姜（含生姜）配伍的就有22方，是配伍得最多的（占总数的2/3）。二药能温中止逆，一走一守，相须为用，用于治疗阳衰阴盛之下利及呕吐肢冷等症最宜，可谓最佳组合，也是最基本的组合。

邹润安认为，应用附子时重要的是要"知其机，得其窍，则附子之用，可无滥无遗矣"。其具体应用如下：

1. 烦躁而无表证者，治如干姜附子汤、茯苓四逆汤。

2. 下后阴盛，气上冲（如胸满、脉促）或下泄（如下利圊谷不止）者，治如桂枝去芍药加附子汤、四逆汤。

3. 汗后恶风、恶寒不罢或饮逆者，治如桂枝加附子汤、芍药甘草附子汤、真武汤。

4. 阴气盛而阳自困者，治如小青龙去麻黄加附子汤、麻黄附子细辛汤、麻黄附子甘草汤。

5. 阴湿盛而困阳者，治如桂枝附子汤、白术附子汤、甘草附子汤。

6. 阳衰阴逆者，治如附子汤、真武汤、通脉四逆汤、四逆加人参汤。

7. 实而无火及虚而有火之呕吐，治如附子粳米汤、白通加猪胆汁汤。

8. 阳衰不能化阴之口渴，治如肾气丸、瓜蒌瞿麦丸。

9. 气寒血热之便血，治如黄土汤。

10. 驱寒不避虚实，治如附子泻心汤、大黄附子汤。

11. 风寒、咳逆、邪气，治如竹叶汤。

12. 能化肾气（即气化），治如肾气丸。

13. 除癥坚积聚、血瘕，必或缓或急，纵肿急而按之则濡，治如薏苡附子散、薏苡附子败酱散。

14. 凡用生附子者，无论有热无热，外皆兼有表证，故合表药用者皆为生附子。

邹润安在对附子一药的疏证中，一共列举了 45 个经方进行剖析与比较，其中包含附子、乌头及天雄的就有 40 个方。他指出，"附子之治风寒，非直治风寒也，阳气不荣，风寒侵侮，阳振而风寒自退；附子之利关节，非直利关节也，筋得寒则挛，得热则弛，筋弛而关节自舒……附子之治水，非直治水也，水寒相搏为噎，是中寒非外寒也，去中寒而水无与搏矣；附子之治满，非直治满也，浊气上则胀，是阴逆非气盛也，阳见则阴翳消矣"。这说明，附子以上的功效都不是直接的，而是通过"振阳"和"去中寒"来实现的，这才是根本，即所谓"阴长阳消，附子遂不容不用矣"。卢崇汉先生亦说："病在阳者，用阳化阴；病在阴者，扶阳抑阴。"无论"化"也好，"抑"也好，都离不开附子这一味扶阳温中要药。

另外，邹润安还比较了附子与乌头的异同。他认为，二药虽然功用大体相似，如皆主风寒、咳逆，除寒湿，破积聚，但亦有区别。其区别为：附子沉，乌头浮；附子沉着而回浮越之阳，偏于治寒，乌头轻疏而散已溃之阳，偏于治风；附子柔，兼入血，乌头刚，只及气分。但二药亦可联用，如乌头赤石脂丸，如此既能温脏之寒，又可治背俞之痛，故治"心痛彻背、背痛彻心"。

目前，附子在国内中医界受到扶阳派的热捧和广泛应用，称为强心主将。据说，李可先生平生用附子超过 5 吨，他甚至说："113方，1 首四逆汤足矣。"扶阳派认为，中医阴阳学说存在阳主阴从的关系，阳在万物生命活动中居主导地位，《伤寒论》的奥秘只有四个字"保护阳气"。因此，他们主张并强调治病立法当以扶阳为要诀。如卢崇汉先生在某一年所开的 20076 张处方中，用附子的处方就达19423 张，占了 96.8%，很有特色，据说疗效也不错。

反观目前在我国内中医界像李可先生、卢崇汉先生那样敢于大胆和普遍应用附子于临床的人的确不是很多，包括我在内，在日常临床中很少使用附子。这样就可能遗漏了一些应当使用附子的适应证，因而在疗效上就必然打了折扣。这是我们应当认真加以反思的。我们是否对附子的认识还有些局限？ 我们是否对经方的了解还不够深透，因而还不能娴熟地加以运用？ 我们是否应该重新反复地阅读经典？

总之，"人身立命，在于以火立极；治病立法，在于以火消阴"的学术见解，有其一定的理论依据，应引起重视。我们应当改变"乌附毒药，非危症不用"的看法，但亦须不忘前人"温病、热病、燥病，以及阴虚内热等证，用须审慎"之戒。

半夏为调和阴阳之要药

《内经》13 方，所用药物有 30 余味，半夏是其中之一。仲景书中用半夏者共计42次，居第6位。凡《本经》述半夏主治，仲景大多有相对应的专方。如治伤寒寒热之大、小柴胡汤，柴胡加芒硝汤；治胸胀咳逆之小青龙汤、射干麻黄汤、越婢加半夏汤；治头眩之小半夏加茯苓汤；治咽喉肿痛之苦酒汤、半夏散及汤；治肠鸣之半夏泻心汤；下气之葛根加半夏汤、竹叶石膏汤、麦门冬汤等。概括言之，半夏乃一调和阴阳之要药，按照邹润安先生的话说，就是其功"不容殚述"。

一、能使人身正气自阳入阴

《内经》所谓"卫气行于阳，不得入于阴，为不寐，饮以半夏汤，阴阳既通，其卧立至"。这是将半夏用于交通阴阳之最早的记载。不仅于此，邹润安还进一步地阐释说："头为诸阳之会，阳为阴格则眩；咽喉为群阴之交，阴为阳搏则肿痛。肠鸣者，阳已降而不得入；气逆者，阳方升而不得降。汗出者，阳加于阴，阴不与阳和。凡此诸证，不必委琐求治，但使阴不拒阳，阳能入阴，阴阳既通，皆可立已。"这就是他认为半夏能治疗以上诸症的根本原理，即在于该药能交通阴阳，使人身正气自阳入阴。他说："是故半夏非能散也，阴不格阳，阳和而气布矣；半夏非能降也，阳能入阴，阴和而饮不停矣。"所以，那种认为半夏能"散结消痞""降逆止呕"的认识，还仅是停留在表层，而半夏交通和调和阴阳的功效才是最值得看重和加以利用的。

二、半夏主和，可润可燥

明确提出"半夏主和"这一论点的，是邹润安。他是在对以"大""小"命名的12个方剂的阐释中总结出来的。他先解释了大、小青龙汤，大、小柴胡汤，大、小陷胸汤，大、小承气汤，大、小建中汤和大、小半夏汤命名的由来，即"夫青龙，兴云致雨者也；陷胸，摧坚搜伏者也；承气，以阴配阳者也；建中，砥柱流俗者也。是四方者，以功命名，则当大任者为大，当小任者为小。唯柴胡与半夏则以药命名。以药命名，则柴胡主疏，疏之大者为大，疏之小者为小；半夏主和，和之大者为大，和之小者为小"。好一个"半夏主和"，这是多么卓越的独到见解啊！

尤其值得指出的是，邹润安对于大、小半夏汤的比较，分别从证治、病机及半夏所发挥的作用上进行深入的剖析，不仅文辞佳妙，而且耐人寻味。他指出，"小半夏汤是耕耘顽矿而疏通之，使生气得裕；大半夏汤是沃泽不毛而肥饶之，使生气得钟"。两方证虽然俱病在胃，小半夏汤证是胃逆有火，可见胃犹有权；大半夏汤证是胃几于无权矣。故小半夏汤劫散其火，胃中自安；大半夏汤则将转硗瘠为膏腴，用人参不足，又益以白蜜，即水亦须使轻扬泛滥，不欲其性急下趋，化半夏之辛燥为宛转滋涸之剂，目的是要使整个方剂起到"百炼钢化为绕指柔"的效果。如此，半夏既可燥又可润燥。

另外，他还认为，治疗腹胀满的厚朴生姜甘草半夏人参汤实为和中之剂，其着力处全在小半夏汤。故半夏之用，神明变化极矣。

三、半夏主中焦气逆

中焦为阴阳交会之所，"中焦如沤"，司升清降浊，所谓脾升胃降也。虽然《本经》云半夏主"下气"，但下气并不等同于治呕，它还能治心下坚、胸胀、咽肿、肠鸣等。

邹润安认为，半夏主中焦气逆，不治诸气奔迫于肺，所以它与杏仁、五味子、射干、菖蒲等主上气，能使逆气自上焦而降者有别，不可混同。气逆也有虚、实的不同，这就是为什么同样以姜，夏二味药组成的方剂，即小半夏汤、半夏干姜散、生姜半夏汤要区别运用的原因。这三个方剂都涉及同为上逆之病的呕、哕、喘之症，但小半夏汤证气逆而实，故佐以走而不守之生姜，且夏倍于姜（以夏之性烈于姜之性）；半夏干姜散证则气逆而虚，故佐以守而不走之干姜，且姜、夏相等，又仅服方寸匕，还用浆水煎之以和其性；而生姜半夏汤证，全在患者意中（即自我感觉，如似喘不喘、似呕不呕、似哕不哕等），就不能仅用降逆一法，而须用主于横散之性的生姜加倍以捣取其汁，并先煎半夏而后纳之，如此使姜之气锐，夏之气醇，姜之散力迅疾，夏之降力优柔，与小半夏汤用意正相胡越。由此可见，同属于降逆之性的半夏，因裁成辅相之宜而使治证有别。

四、半夏为阴邪窃踞阳位之要剂

仲景曰："病发于阴而反下之，因作痞。"邹润安认为，病发于阴者始终不可下，否则阴邪自外入内，其溜于下部者无论已，其窃踞于阳位者，治法舍半夏其谁与归？所以能降逆消痞的半夏泻心汤、生姜泻心汤、甘草泻心汤、旋覆代赭石汤诸方皆有半夏。

总之，半夏能降，能散，更能和；能燥，而且能润。《成方便读》说它"能和胃而通阴阳"，可谓要言不烦。自《内经》以来，该药已被应用了不下两千年，至今依然疗效凿凿。本人在临床中也常使用。我认为，半夏虽然不属于补药，但如果应用得宜，可治疗许多种病证，达到如邹润安所谓"阳和而气布、阴和而饮不停"的效果。我相信，"但使阴不拒阳，阳能入阴，阴阳既通，皆可立已"这句话绝非虚语。知半夏者，其润安先生乎！

比较生姜与干姜之异同

邹润安先生在《本经疏证》一书中，用了不下于 6000 字的长文，结合张仲景在《伤寒杂病论》中对生姜与干姜的具体运用，深刻地剖析并阐明了二药之异同，使其功效与主治了然于心。现我谨就此做一综述。

首先，邹润安指出，姜以中夏发生，感火气以动，感土气以昌盛，以培充金气，迫交燥令，而气乃全，用乃具。随采收方法及时节之不同，而有生姜与干姜之分，其禀性亦有异。姜贯火、土、金三者为一体，其能事为"具火性于土中，宣土用于金内"。姜针对的病机是：以中土无火，故使土用乖，而金不效其节宣之职。意思是说中宫（脾胃）清气阻遏而不至肺，则气壅于上，胸满、咳逆上气之病生；浊气捍格而不至大肠，则气滞于下，肠澼、下利之患作。

生姜与干姜，两药皆味辛，性偏于温或热，皆可入于肺、脾、胃经，皆可温肺与温中，为散寒之要药。仲景无论是治外感或治内伤，皆常使用，最著名的代表方如用生姜的桂枝汤、生姜泻心汤，用干姜的理中汤和四逆汤。然而，二药也确实有所区别。邹润安就认为《本经》中"味辛、温，大热，无毒，主胸满、咳逆上气、温中、止血"是言干姜；而"出汗、逐风湿痹、肠澼、下痢"是言生姜。而《名医别录》对此二药药性的记载也有所不同，书中言干姜主治寒冷腹痛、中恶、霍乱、胀满……止唾血，生姜则主治伤寒头痛、鼻塞、咳逆上气、止呕吐。这说明二者的主治是有差异的。

俗话说"嫩姜没有老姜辣"，生姜与干姜不特味有厚薄，气亦有厚薄。《素问》曰："味厚则泄，薄则通。气薄则发泄，厚则发热。""唯其发且通（生姜），斯能走；唯其泄且热（干姜），斯能守。"故生姜长于解表发汗止呕，走而不守，功主横散（以其得夏气多），因而在上可以止逆，在下可以挽留，在中又可定倾颓、行津液，此外还可解半夏、南星毒。凡系阴邪搏阳，当使阴横散，阳乃畅通者，生姜皆能主之。如治"身体如风痹状"之桂枝黄芪五物汤，因其证为"阴外裹而在内之阳不振"，故倍生姜逐在外之阴邪束缚，使肾阳外布。再如"胸中似呕不呕，似哕不哕，彻心中愦愦然无奈者"之生姜半夏汤证，乃系寒邪夹饮逼迫气分，故也重用生姜以驱饮散寒。生姜又多与大枣同用，尤能治汗后虚邪势将入里者。二药并用，不仅取其辛甘发散，更重要的是取大枣能助十二经，补少气少津液，身中不足，有崇正以驱邪之意。《伤寒论》用生姜方凡三十有五，而协枣者至二十有九；《金匮要略》用生姜方除已见《伤寒论》者，犹三十有二，其协枣者亦一十有八，统而计之，其不同枣协用者仅十之四。如主出汗及调和营卫之桂枝汤，逐风湿痹之桂枝附子汤、白术附子汤、桂枝芍药知母汤、桂枝黄芪五物汤，以及治出汗、往来寒热之小柴胡汤等方中皆生姜与大枣并用。

干姜，其辛、温、大热之性甚于生姜，除为脾肺药外，尚可兼入心肾经，为理中、补虚、驱寒之要药。理中汤证之所以用之者，就在于其病机为中无所守。盖唯中虚，是以客气得入；唯中寒，是以不能逐而使出。故理中补虚，即其制出之权，其驱寒，即其制入之威，从而使中气得守。在理中汤的基础上加减变化而成的桂枝人参汤、干姜人参半夏丸、薯蓣丸和旋覆代赭石汤等方，都无不恃姜为却寒散满之长城，即使是对待以寒凉而治中焦寒热不和之半夏泻心汤证、黄连汤证等，也都恃干姜之作用不浅。邹润安认为，干姜所治为在中之水饮，非在上之痰，故小青龙汤、真武汤中用之。由于干姜受气足，足则上达肺，下通大肠，外及皮毛，中镇怫逆。而生姜则受气微，微则仅能由中及上，故只散外感、止呕吐耳。又因干姜得秋气多，故功兼收敛，长于温中回阳而在四逆汤中用之。尤其是通脉四逆汤证，以病既植根中气之虚而中寒，所以方中要倍用干姜。干姜能温经止血，故仲景在柏叶汤、桃花汤等虚寒性之出血证方中用之，但须炮过后用。炮姜有黑与不黑之殊，不黑者（仅用砂烫至鼓起，表面呈棕褐色）治血分虚寒而无热，如产后血虚发热之类；黑者则治中气虚而化热以伤血者，如唾血、便血之类。治化热伤血者，干姜最好以童便炮制为宜。至于上虚不能制下之甘草干姜汤证，因用干姜尚嫌其横溢而肺益虚，故亦需炮用，炮过后，可以自肺及脾及肾也。

总之，邹润安认为，干姜味辛气温，能令外不敢入，性守不走，能令内不敢出，重在一个"守"字。生姜功在横散，长于发汗解表止呕，散阴以畅阳，故《本经》言其"久服去臭气，通神明"。现代治中风的方剂中亦多用生姜取汁。干姜可代生姜，生姜不可代干姜。呕者多用生姜，间亦用干姜。咳则必用干姜，竟不得用生姜。调中可混用生姜与干姜，但解外不可混用。干姜之治呕为兼及他证，而用生姜则专治呕。另外，邹润安还指出，四逆汤有附无姜，难取坚壁不动之效。干姜既得附子，一主其中，一主其下，一主守，一主走，若轻车，若熟路，风行雷动，所当必摧，所击必败，阴散斯阳归，阳归斯病已。所以，干姜与附子合用，可以称为回阳救逆之绝配，或称最佳组合。

枳实与厚朴异同辨

邹润安在《本经疏证》一书中对枳实与厚朴的异同做了清楚的鉴别，为我们研究《伤寒杂病论》和临床用药提供了借鉴。

一、枳实向下，厚朴向表

《伤寒杂病论》中用枳实之方 17，用厚朴之方 14，枳实、厚朴联用者 8 方，8 方之中与大黄同用者 6 方，不与大黄同用者仅 2 方，即枳实薤白桂枝汤、栀子厚朴汤。邹润安认为，枳实薤白桂枝汤、栀子厚朴汤中皆枳实、厚朴联用，何以方名仅标其中一药？ 他分析道，枳实薤白桂枝汤证，一由里气壅逆，故"中痞，留气结在胸，胸满，胁下逆抢心"，乃气欲下归而不得，故方名但出枳实，不出厚朴，以枳实之性原向下也。而栀子厚朴汤证，一由表邪方炽而误下，故"心腹烦满，卧起不安"，乃欲出表而不得，故方名但出厚朴，不出枳实，以厚朴之性原向表也。于此可见，枳实、厚朴之性趋向有差异，一趋于向下，一趋于向表，而仲景对于经方方剂之命名并非无意。

二、枳朴之别，在一横一直

从经方中枳实、厚朴与他药的配伍，也可看出二药之药性有较大的差异，即枳实之性原向下，无横出之权，一般不配麻黄而配柴胡，欲其通中泄里，如大柴胡汤、四逆汤；而厚朴之性原向表，无直达之技，故一般不配柴胡而配麻黄，欲其横出开表，如厚朴麻黄汤。但二药皆可配桂枝，以下气散饮，如桂枝厚朴杏仁汤、桂枝生姜枳实汤，说明二药异中有同。再如仲景书中，二药之不相连者，则与表药相配者较多，如枳实栀子豉汤、橘枳生姜汤、桂枝生姜枳实汤等，与里药相连者较少，不甚与补剂并用，有之，则仅枳术汤与厚朴生姜甘草半夏人参汤。若比较枳术汤与厚朴生姜甘草半夏人参汤，可见枳术汤证属中虚，有形（心下坚，大如磐），病程稍久，虚中有实，纵用补中而不重（枳实七枚，白术只用一两），且此方药必少煎，使其气锐，是用枳实随根故而泄其坚；厚朴生姜甘草半夏人参汤证，亦属中虚，但无形，外胀满，纵重用泄满化饮，但方药必久煎，使之气淳而力优柔，是用厚朴随横溢以泄其满。这就说明了一横一直之用，即枳、朴至理之所在矣。

三、枳实首功主风疹瘙痒

关于枳实首功主大风在皮肤中如麻豆苦痒的问题，一般的中医药教科书上都没有讲解，而邹润安却对此做了精辟的阐释。他说："试思风本流动之邪，皮肤中又营卫所在，为环周不休之处，两动相合，犹能为如麻、如豆之形而不散，此非寒热结而何？ 夫形诸外必有诸内，皮肤中者，正肌肉之间，胃脾所主也。脾胃本有寒热，相结肌肉间，气自不能流转，风复袭之，于是内外相引，表里相通，屈伸进退，虽如麻如豆，而或起或伏，正以其根于内也。拔其根，枝叶又焉所附。治里之物，偏有此解表之能，不推之为首功可乎！"故我在临床上凡遇皮肤瘙痒症之有类似症状者，常在处方中加枳实或枳壳，效佳。

四、枳实重在泄满，厚朴重在消胀

邹润安通过对大承气汤、小承气汤、厚朴三物汤、厚朴七物汤和厚朴大黄汤等方证的分析，认为枳、朴明为胀满设矣，但其中枳实重在泄满，厚朴重在消胀，且表证多者厚朴多，表证少者厚朴少。

总之，邹润安认为，虽然据《本经》《名医别录》之记载，二药皆味苦，能疗胀满、益气、止利、消痰、下气，这是其共同点。然而二物之用，厚朴偏于外，枳实偏于内；厚朴兼能治虚，枳实唯能治实；厚朴始终在气分，枳实却能兼入血分；厚朴利气，利气之著于外者也，枳实利气，利气之悬于中者也；厚朴除满，是除胀满，枳实除满，是除坚满；枳实除满而且除痛，厚朴除满而不治痛；枳实不可误施于寒湿，而厚朴却可从治于燥热之结者。以上鉴别如此清晰，邹润安可谓真知枳实与厚朴矣。

黄连与黄芩之异同

黄连与黄芩皆味苦，性寒，色黄，同归于胆、胃、大肠经，皆能清热燥湿、泻火解毒，可治肠澼、下痢等湿热为患之疾，功能有些相似，为临床上所常用。然而，二药从药性及其治疗病症来说，又确有所差异。

《伤寒杂病论》中，含有黄连的经方有 13 个，含有黄芩的经方有 25 个。这些经方为我们在临床上如何运用这两味药做出了示范，值得认真研究。

仲景用药多宗《本经》。《本经》中，黄连主热气目痛、眦伤、泣出、明目、肠澼、腹痛、下痢、妇人阴中肿痛，黄芩主诸热、黄疸、肠澼、泻痢、逐水、下血闭、恶疮、疽、蚀、火疡。

纵观仲景经方中对黄连、黄芩的运用可以看出，黄连更偏于入心经，泻心火，并治上腹部不适感及不寐、心烦等涉及神志方面的病状。如黄连阿胶汤证属阴虚阳盛，阳盛则宜泻火，故用之治失眠，为补剂中泻药。还如交泰丸，亦治心肾不交之失眠者。故南京中医药大学黄煌教授总结说，黄连主治心中烦，兼治心下痞、下利。临床凡见目赤、牙痛、口舌生疮、呕吐及消渴等症，大多与火邪有关，以火性炎上，又消灼津液，故常用黄连以泻火。邹润安云："黄连为心胃之剂，呕吐为胃病，故后世治呕用黄连其效最捷，盖上升皆火之变见。""二方（指黄连汤和黄连阿胶汤）皆以黄连为君，二证皆发于心，可见黄连为泻心火之剂矣。"

须得特别指出的是：黄连苦寒而燥，黄芩虽苦寒却不燥；黄连能治湿生之热，但不能治热生之湿，而黄芩却能治热阻生湿。故《本经》云黄芩"逐水"，《名医别录》云其"利小肠"。由于手足阳明皆属燥金，与性燥之黄连同气相求，故大肠、胃及胆如被湿热所扰，皆宜苦寒而燥者治之。所以黄连"调胃厚肠"之功效是确切无疑的。我平时治胃痛、胃胀或胃痞者就喜用黄连（配伍蒲公英、麦冬、夏枯草等药），疗效颇佳。

最后，邹润安还就黄连之宜忌，以及为何主妇人阴中肿痛的问题做了分析。他认为，大抵阴中之疾皆始于小便，小便不利则湿壅热生，湿与热相搏则不得泄为肿，妇人前阴又为血潮汐之常道，于是遂涉血为痛。他又强调指出，黄连之治湿治热须分别观之。湿证之急者可用，缓者不可用，盖湿缓者热不盛，热不盛则恶黄连之气寒也；热证之缓者可用，急者不可用，盖热证急者湿不盛，湿不盛则恶黄连之燥矣。由此可见，黄连虽治湿热，但只宜用于湿急热缓之证。

与黄连不同的是，黄芩更偏于入肺经，长于清泄肺热，如疗痰热咳嗽等疾，以治气分之热为专功。黄煌认为，烦热是使用黄芩的重要指征，黄芩主治烦热而出血者，兼治热利、热痞。当年李时珍患骨蒸发热，肤如火燎，每日吐痰盈碗，即用黄芩一两煎服而愈。邹润安认为，黄芩治自里达外之热，阴虚气盛热自内而出者，热致气阻者。《千金方》治小儿腹痛三方，均为气热攻血者，故方中皆用黄芩。邹润安指出，仲景用黄芩有三偶焉。气分热结者，与柴胡为偶，如小柴胡汤；血分热结者，与芍药为偶，如大柴胡汤；湿热阻中者，与黄连为偶，如半夏泻心汤。故黄芩协柴胡能清气分之热，协芍药能清迫血之热，协黄连能清热生之湿也。就是这样几个最基本的药物配伍，就可衍生出许多常用的方剂，如经方中的当归散、黄芩汤、黄连阿胶汤，以及后世的芍药汤等。

另外，黄芩还是止血良药。仲景首用于泻心汤治吐血、衄血，又用于黄土汤治便血，再用于当归散以安胎。后世如张景岳云其能除赤痢、热蓄膀胱五淋涩痛；徐大椿用黄芩清肺饮，治孕妇衄血不止、脉数者；蒲辅舟用一味黄芩酒炒为末，治痔久出血等。

总之，黄连与黄芩的异同点在于：黄连偏于入心，长于清火解毒，性燥，为心胃之剂，主治心中烦，兼治心下痞、下利，能调胃厚肠，治湿阻生热，止消渴，解巴豆毒，擅除水火相乱之病及蔓延淹久之证。黄芩则长于清肺热，其性虽寒而不燥，能治湿热，主治烦热而出血者，治气热攻血之出血证及小腹绞痛或小儿腹痛，能安胎及治烫伤火疡等。

黄连与黄芩，性相近而又各有专长，故二药配伍更能发挥协同作用，清化湿热之效益显。

邹润安论耳聋

邹润安将耳的特性概括为五个字，即幽、含气、内影。

所谓"幽"，有幽深、幽静之意；所谓"含气"，即使气内含而能接纳；所谓"内影"，即镜中所见，或金与水所照见的影像，即为内影。

邹润安曾说："耳目似天地，天道圆，地道方；方曰幽，圆曰明。明者吐气故外影，幽者含气故内影。外影火与日也，内影金与水也。"这里，他把耳比作地，性质是方和幽，幽者含气，就像金与水那样能够内含影像，产生内影。他又进一步说："耳目之用似神灵。

神乃阳之精气，灵乃阴之精气。灵之义为空，为昭。"这名话的意思是说，目之用曰神，耳之用曰灵，灵的本义就是空，就是显示。从金、水中所显示的影像来看，这不就是"空"和"昭"吗？ 这不正似于耳能闻声音乎？ 所以，邹润安以金、水之能照与否，来说明耳聋的原因。即水者浊则无影，虽清而深且育（下陷、深远），则亦无影。求水之能照，正犹求金之能照。质欲其清，体欲其薄。不清则不昭，不薄则不空矣。另外，邹润安还以坎卦的卦义来说明耳的特性。即水为坎，坎之二阴外附，正取其空；一阳内藏，确似其朕。

邹润安认为，暗哑与聋，源同而派别。所谓"源"，即声音。因为暗哑与聋皆与声音有关，暗哑是不能发出声音，而聋是不能接受声音。那么，声音的形成原理是什么呢？ 邹润安指出，"声者，资乎水而发乎金……则音声者，必使水尽化入金，然后从金而出"。因此，邹润安指出，声主发，聪主受，聪者因乎金而受乎水。这就是说，声与聪是相互对应的两面，二者相互为用。声音可以使聪得到显示，聪可以收纳声音。二者都与金、水两脏有密切的关系。后世医家有云"耳聋治肺"，看来正与邹润安所谓"聪者，因乎金而受乎水"之说相一致。秦伯未先生也说，"耳聋与肺有密切的关系，特别是风聋、猝聋，由外感风邪引起，必须调气开郁……不可误作肾和肝胆疾患"。

邹润安认为，以耳而言，则幽者其分，含气者其才，内影者其德。然体非用不见，用非体不立。则非化无以见含气之无宰；非灵无以见内影之有朕。唯其有朕而灵，故能为含气之归，致含气使化，纳含气于幽。以上这段话不容易读懂，它说的是：耳的特征是幽深、含气（中空）、内影。但是，耳之体与用不能分离，联系二者的是气化，水尽化入金，然后从金而出，这就是声音，它使耳的功能得到显示，而金必须要能照物（即内影）才能显灵。因此，耳的功用可用"有朕而灵"四个字来形容。即耳什么都没有，却能显示征兆、迹象（即内影），即闻声音并在大脑中形成一定的印象，这就是所谓内影。总之，含气要能化、能纳、能归，其前提必须是"有朕而灵"。所以，叶天士在其治耳聋的医案中称耳为清窍、空窍或清空之窍，突出一个"清"字，一个"空"字，这是符合实际的。

鉴于上述，故邹润安把耳聋分为内因与外因两类。内因为不昭（征兆不光泽，迹象不明），外因为不空（含气中有芜杂）。气藉精以为昭（精能化气），设使精不给（即肾虚精不足则化气少），斯为内因。精藉气以为空（气能化精），气芜杂（即有风、火、痰、郁等的干扰），斯为外因。故对于耳聋的治疗，邹润安也从内、外因两方面着手：内因则"滋膏以膏之"，即滋填阴精，如用雀脑、白鹅膏、鲤鱼胆、白颈蚯蚓、乌贼鱼骨、生麻油、乌鸡膏、龙脑膏等。乌鸡膏即乌鸡的脂肪油，可润燥生津，加粳米煮粥，可治老人五脏气坠、耳聋。龙脑膏为龙脑香的树脂，性温味苦，主耳聋，摩一切风。外因则"芟（草根）苏以薙（割去野草）之"，如用葱涕（即葱汁）、络石、菖蒲、土瓜等。葱涕，功同葱白，通散上焦风气，《本草纲目》认为可治头痛、耳聋。络石，除邪气，养肾。另外，邹润安还认为磁石能引金合水，尤为治耳聋至妙之要药，以其入肝、心、肾经，能潜阳安神、明目聪耳、纳气平喘。

总之，邹润安对耳聋原理的阐述是独到而深刻的。他认为，治耳聋的要义为求昭，求空。怎样求昭？ 质欲其清。怎样求空？ 体欲其薄。既昭且空，则灵矣，而听斯聪矣。由此可见，邹润安对耳聋一病的认识迥异于其他医书，而成一家之言，虽然有些深奥难懂，但值得我们认真学习与领会。

邹润安论"风"

"风"为六气（淫）之一，又为百病之始。然而，"风"的实质是什么？ 其产生由来、风病的分类与治法，以及风湿二者之间的关系等，在现行的《中医基础理论》等教材中都论述得不够深入。而清代医学家邹润安在所著《本经序疏要》《本经疏证》和《本经续疏》中，对以上问题都有论述，其中不乏精辟的见解。

一、"风"的由来与实质

关于这一问题，邹润安在其书中多处皆有论及。如他在《本经序疏要·风眩》篇中说，"阳在上不与阴化，在下不能化阴，均之风也"。又在中风脚弱篇说，"夫风固阴性凝聚，阳在外不得入，则与之周旋不舍而为者耳"。《本经疏证》中论矾石条下说，"如六淫七情一以伤其阴，则阳孤无以行其化，淫而为风"。这就是说，"风"乃是阴阳不和所产生。关于他对"风"的实质的认识，我们还可以从其著作的其他地方找到，如疏证威灵仙时的"使阴不化而阳淫为风者息"，疏证天南星时的"故其所治非阴虚而阳不能化之风，乃阳虚而阴不得化之风"，疏证犀角时的"阳之所以化风者，在上则独亢而不与阴交"。

那么，"风"的实质是什么？邹润安认为，风者，阳气之变者也。即风乃阳气变化所产生的疾病。邹润安论药多不离阴阳，论病机亦不离阴阳，故论"风"的由来与实质亦然。邹润安提出"人身阳气自应风化"。他说，"故夫人身之阳，在上则欲其与阴化而下归，在下则欲其化阴而上出。设使在上不与阴化，在下不能化阴，斯阳亢无以升降，于是为出柙之虎，失系之猿，而穷而无归，咆哮狡狯，百变不已"。这就是他阐释"人身阳气自应风化为病"的原理，并把它归为风病的一种类型，还在疗风通用篇中对此类风病的主治药物详加罗列。

总之，邹润安在这里所谈的"风"，皆是指的内风，而非外感风邪者。

二、风病的分类

邹润安认为，风之病人也，大率有三：有感而即发者；有既入人身，盘旋气血间，久乃成病者；有人身阳气自应风化为患者。他举例说，第一种风病如伤寒、温热、时气等；第二种如风眩、头面风等；第三种最多，如周身骨节疼痛、烦满、中风手足挛急、皮肌苦痒、恶肉死肌、大风癞疾、半身不遂、口眼歪斜、血厥等。第一种属外感类，而后两种风病均属内风范畴。从邹润安《本经序疏要》论风病七篇来看，除首篇为"疗风通用"外，其余六篇分别是"风眩""头面风""中风脚弱""久风湿痹""贼风挛痛"和"暴风瘙痒"。看来，这里主要还是讨论内伤杂病中的风证。

另外，他还提出风有在上在下之分：在上之风如卒仆无知、痰涎涌逆、头风眩痛、涕洟唾泪、头面风等，在下之风如肠风、胃风（飧泄也）、风秘、风燥（便艰也）。

三、风病的治法

邹润安提出，风病的治疗原则总不出"用阴和阳"一语，即治疗风病必须调和阴阳。这也是根据风病（内风）的由来和实质所决定的。即"阳之郁者伸之，阳之劲者缓之，阴之结者破之，阴之竭者濡之，随其所在而泽阳，因其所近而招阴"。邹润安并以雨的生成为喻，即"必得雨而风乃息，雨固阴阳之既翕而化焉者也"。

我们从邹润安《本经序疏要》论风病七篇中可以大体看出，他对篇中提到的六种风病，都先列出其主治药物及药性功能，然后再将这些药物综合起来分析，提出治法及所以然，颇能给人启迪。如在暴风瘙痒篇中，他既分析了发痒的原因和病机，又指出了主治药物中为什么行气者倍多，利血者绝少，还比较了暴风瘙痒与贼风挛痛在治法上的区别，认为前者重在疏利，而后者重在搜逐。在久风湿痹一篇，他指出不仅要看到痹证由于风寒湿三气杂至，而某一气偏胜的问题，更应该看到"人身亦有体质之不齐，阴阳之偏旺，气候之胜复，而感触动荡于其间"。即痹既有寒热之分，又有病位在骨、脉、筋、肉、皮之不同，有痛者，亦有不痛者，还有所谓五脏之痹等。所以，痹证之治疗，也应根据其具体的症状，采用多种方法，或寒热通补互用，或相应地采用除烦、平喘、通利血脉、养营、定惊、伸引筋骨、下气止呕等方法，而不应仅仅"治风以散，治寒以热，治湿以渗"而已。

在中风脚弱一篇，他特别分析了此病与痿证的区别。他认为，中风脚弱之风，乃是风酝酿于湿与热中，欲出而未得出，欲息而未得息。因之，此病由湿热引起。而痿则虽间亦有夹湿，如所谓肉痿者，余则均系热灼阴消，皮毛、血脉、肌肉、筋膜、骨髓直干枯耳。他还指出，中风脚弱虽系湿与热凝聚而生，但又不全系于风。因风性善行，不能但驻一处。对此病的治法，他主张行湿以去热，通血以导气等，故可以用石斛、丹参、牛膝、竹沥等性寒通利之药。

另外，对"头面风"，他以《灵枢·邪气脏腑病形第四》篇中关于"天寒地裂而面不衣"的原理为例证，说明头面风固在上，其所以然却在下，其主治多用温升。

四、风与湿的关系

关于风湿二者的关系，邹润安在对独活、防风、黄精等药的疏证中说得相当精辟。他说："盖风非湿不生，湿非风不化。""所谓风必淫于外而不返之阳，所谓湿必滞于内而不化之气。唯气滞于内而不化津化血，斯阳淫于外而不返本还原。此风湿是一气之不偕，非两气之互合矣。"就是说，湿能生风，而风必定由湿中产生；风能化湿，而且湿必定为风所化。风湿二者皆由人身一气之不调偕而产生，并不是两种气的互相合并。

在疏证黄精条下，邹润安有一段关于风湿产生的最精湛的论述：且气血阴阳，皆纲维于中焦。唯其脾输心化，方足供一身运动。然脾输赖肝之疏，心化藉肺之布。倘肺不布，则心所化之阳淫于外而为风；肝不疏，则脾所输之精滞于中而为湿。由此可见，风湿之原委涉及多脏，脾输、心化、肺布、肝疏，一有所碍，则风湿生焉。

由于风湿二者是一气之不偕，好似一对孪生兄弟，所以一般都习惯二者并称，成为我们临床上常见的一类疾病，在治法上也往往祛风除湿并用。因此，邹润安很赞赏将防风与独活二药并用，并详细地阐述了这种运用之妙。即独活能治风，然其所治之风，是湿化风；防风亦能治湿，然其所治之湿，是风化湿；独活散湿以化风，然时与防风合奏散风之功；防风祛风以行湿，然时与独活协为除湿之助。

邹润安还认为，由于湿与水、饮同出一源，所以水证与饮证也与风有较密切的关系。如越婢加术汤之治风水，桂枝附子汤之治风湿相搏，苓桂术甘汤、泽泻汤之治风眩等，皆可为明证。虽然这些方剂不是直接地治疗风病，但通过其治水饮，确能起到治风（或祛风）的效果。

五、结语

邹润安对"风"的由来和实质的认识是深刻的，也是符合实际的，这与其他医家如叶天士等人所谓"肝阳化风"的理论相一致，只不过论述尤深。他对于风病的分类可谓简明扼要，尤其是阐明了"人身阳气自应风化为患"的问题。对于风病的治法，他提出了总的治疗原则即"用阴和阳"，并对"风眩""头面风"等六种风病进行了分析，提出了具体的治法。他对风湿二者的关系及风湿病病机的阐述也是相当精辟的，颇值得我们认真领会并运用于临床实践。

用属辞比事法研究《伤寒杂病论》
——再论邹润安对《伤寒杂病论》之研究

属辞比事法，就是把相互关联的内容联系起来，并对其进行比较、分析，以探求其理的方法。邹润安研究仲景著作所采用的主要方法就是"属辞比事法"，它贯穿于《本经疏证》全书。在此，我认为有必要对他的这一方法做进一步的阐述。

一、比较此方与彼方的异同

以甘草干姜汤与芍药甘草汤为例。两方看似简单，皆只有两味，用药相同者为甘草，不同者一为干姜，一为芍药。邹润安对其剖析后深刻地指出：此二方，一和脾，一和肝。和脾者，安中宫阳气之怫乱；和肝者，通木脏阴气之凝结。他还进一步分析道，甘草干姜汤治肺痿吐涎沫、遗尿及小便数，是由中以益上制下；而以此为基础方加味而成的理中汤治上吐下利，是由中以兼制上下；再变为桂枝人参汤，治内寒外热、表里不解，是由中以兼制内外；再一变而为四逆汤，治下利清谷，是由中以制下等。至于桂枝汤之治风、黄芩汤之治热、芍药甘草附子汤之治寒，则皆是在芍药甘草汤的基础上加味而成的，是此方的扩充运用。总之，甘草干姜汤制上中及下，能扩充以至外；芍药甘草汤，则制中下及外，能扩充以至内。这就是二方的基本点和区别，但它们都有一个共通处，那就是皆利用甘草以"居中安土、保泰定功"。邹润安为了比较这两个基本方，连带论及了仲景著作中的七个方剂，用来说明它们与此二方之间的内在联系。这就是所谓"属辞比事"，这就是"连类及之"。

二、比较此病与彼病

如结胸与胸痹。两病的病位有些相近，均以"胸"命名，病因皆与痰饮有关，且皆有痛的症状。正如邹润安所说，"总缘气与饮相阻，寒与热相纠"，"是皆阴中有阳，且踞于阳位者也"。但实较之，二病却确有攸分：瓜蒌薤白白酒汤证之胸背痛，较之小陷胸汤证之心下按之痛为甚；然前者之"痹"较后者之"结"为轻；前者病热为上冲（见喘息咳唾），后者似反静而不动（按之方痛）；热甚于寒者为结，寒甚于热者为痹。邹润安还指出，结胸之病伏，胸痹之病散，伏者宜开，散者宜行，故一则佐以连夏之逐饮该热，一则佐以越酒之滑利通阳，瓜蒌实之裹无形攒聚有形，使之滑润而下。这样就把两病的治法及其主治方的功效说得很清楚了。由此，他还进而得出如下结论：瓜蒌实之治，大旨在火与痰结于阳位，不纯乎虚，亦不纯乎实者，皆能裹之而下，此其擅长矣。

再如肾气丸在《金匮要略》中凡五用，邹润安通过对这五种病进行比较分析后指出，合五者而观，不言小便，则言少腹……而皆可以肾气丸治之者，就在于肾气丸之用虽广，其因阳不足不能化阴，阴不足不能化阳，则一也。即是说，这五种病的共同点是肾之阴阳皆不足而引起诸症，然不论其小便如何，皆可用此方，方中的附子即为化膀胱之气的要药。

三、比较两方用同一药的原理

如葛根汤与葛根加芩连汤。前方治太阳、阳明合病自下利，后方治太阳被下，利遂不止，脉促喘汗。两方证皆有下利，但前者以表实为主，后者以里热为主。为何两方皆以葛根为主药？ 邹润安认为，盖两者之利为阳盛于外不与阴交，阴遂不固而下溜。（葛根）起其阴气，使与阳浃，得曳以上行，则非但使利止，并能使阳之遏于外者，随胃阳鼓荡而散矣。正由于葛根有起阴气之功，兼具花粉之泡阴津和升麻之升阳气，故用之为主药。

再如排脓散与排脓汤，为何二方皆用桔梗？ 邹润安认为，皮毛者，肺之合，桔梗入肺，畅达皮毛，脓自当以皮毛为顺也，然二方除桔梗外无一味同，皆以排脓名，可见排脓者必以桔梗，而随病之浅深以定佐使。故排脓散即为枳实芍药散加桔梗、鸡子黄，病偏于里，所排者为"结于阴分、血分之脓"；而排脓汤即桔梗汤加姜、枣，病偏于表，所排者为"阳分、气分之脓"。因此邹润安说："是桔梗者，排脓之君药也。"

四、比较同一药在不同方剂中之用量

以干姜为例。邹润安提出，伤寒，病之莫急者也；伤寒至阳亡阴逆，尤病伤寒之莫急者也。仲景用干姜，于干姜附子汤、茯苓

四逆汤、白通汤、真武汤（邹润安认为，干姜可代生姜，故此处举例有真武汤）、四逆汤，皆用之至少，反于非伤寒之大建中汤、甘姜苓术汤用之最多，何也？　他的解释是，病根有深浅，用法有机势，得其间，则批郤导窾，刃不伤芒，当其锐，则高城深池，守犹难固。前此阳亡阴进诸方，其阳之衰也骤，阴之横也飘忽而无所附，固不得仅用干姜，必并以附子。但干姜既得附子，一主其中，一主其下，一主守，一主走，若轻车，若熟路，风行雷动，所当必摧，所击必散。阴散斯阳归，阳归斯病已，又何恃乎用之重？　重则不惧有后患耶？　接着，他又阐述了通脉四逆汤证中，为何干姜倍焉的问题。即由于此时阳已浮于外，阴已逆于内，各自树势，两不相下，其势相侔，其锋相敌，病既植根中气之虚而中寒，自非倍其数不可。至于大建中汤证与甘姜苓术汤证，虽同属沉寒痼冷，但一在于中，一在于下，一动而猖（指大建中汤证之心胸中大寒痛，呕不能饮食，腹中上冲皮起，出见有头足），一静而劲（指甘姜苓术汤证之自体重，腰中冷，劳辄汗出，衣里尽湿等）。故大建中汤治动，乃镇以静而抑之使平，是条侯坚壁于梁；甘姜苓术汤治静，乃抚其循良，销其梗化，是姬公毖顽于洛。总之，前后诸方，皆从温中起见，而击乌合则宜锐不宜多，讨积滑，则宜围不宜攻。邹润安在此从军事学角度探讨了干姜在其所用诸方中的用量多寡问题，真是令人耳目一新。难怪他赞叹说："此正仲景神明不测处也。"

五、比较同一药在不同方剂中所发挥的不同作用

如生地黄，《本经》谓其有"逐血痹，除寒热积聚"之功，即有宣通的作用；又谓其有"主伤中、填骨髓、长肌肉"之功，即有补虚的作用。邹润安亦分别做了研究，他认为，仲景在百合地黄汤和防己地黄汤二方中虽同用生地黄，但由于煎煮方法不同，其所发挥的作用亦有别。二方均是取汁，但一则药和而地黄浅煮，一则药

竣而地黄久蒸，生者其锋迅，熟者其力厚。故防己地黄汤，地黄之用在补；百合地黄汤，地黄之用在宣。另外，肾气丸与薯蓣丸中皆用生地黄，前方以之利小便，行痹着，故其用在宣；后方以之崇土气，益精血，故其用在补。

又如人发，邹润安亦通过比较研究后认为，仲景虽然在猪膏发煎和滑石白鱼散中皆用乱发，但二方用发则一，命意自殊。人发于猪膏发煎，所以营血而利，使血源浚而水自通；于滑石白鱼散，所以通水而和血，使水道利而血自止。所以，乱发在前方中的作用主要是通利血脉，即逐瘀，而使病从小便出；而在后方中的作用则主要是利水道而止血。由此可见，邹润安也认为滑石白鱼散所主当有出血，这与现代一些医家认为本方可治血淋的意见相吻合。至于猪膏发煎所治黄疸的病机则在于燥、瘀互结，血道不利，肌肤失养而发黄，故用营血利水法，从治血分着手，而虚黄自退。

六、比较诸方中某药当用与否

如茵陈蒿汤与栀子柏皮汤同治湿热发黄，但为何后方不用大黄？是否仅仅因为内无腹满、大便秘结等里证？邹润安认为，其原因还在于栀子柏皮汤证兼有发热，发热则其阳犹足达于外，而结于内者未深，遂不必用大黄之峻利，但用栀子清肃畅达之可耳。于此可见，栀子于烦懊之火是化之而非折之，于黄疸之火是畅之而非泻之也。栀子柏皮汤不用大黄，主要是利用栀子"清肃畅达"之性使湿热郁蒸之邪由"发热"向外清解透泄，因其势而利导之。

七、从用药的加减间探寻其理

如桂枝，本有和营、通阳、下气之功，但为何在《伤寒论》桂枝去桂加茯苓白术汤证，以及在《金匮》桂苓五味甘草去桂加干姜细辛汤证中，前者明明表证未罢，后者明明冲气即低，而皆去桂枝者，何也？邹润安认为，其理在于此两条皆有胸满，而桂枝辛甘，甘能增满，此其一。其二，病之互相连属者，必并力解其一面，则所留一面自无所依，不能为大患。如前条之表邪也，水饮也，是水饮为表邪之根，故去其饮，邪遂无所容；后条之上气也，支饮也，是上气由支饮而发，故但温宣其饮，上气可不论矣。所以，我认为，那种认为"本证因冲气已平，故不再用桂枝温肾化气以降冲气"的认识还不够全面。

八、比较同一症出现在不同的病中

如悸症分别出现于茯苓甘草汤、真武汤、茯苓桂枝甘草大枣汤、小建中汤、炙甘草汤和桂枝甘草汤等方证中，而其因各有不同。邹润安指出，前三方中之悸由水饮所致，后三方之悸则属于心虚。前三方之悸还有上、下焦之分，如茯苓甘草汤、真武汤之悸属上焦，茯苓桂枝甘草大枣汤属下焦。小建中汤之悸与炙甘草汤之悸也有所不同，此二方的共通点在于都含有桂枝甘草汤，而区分点在于烦与不烦。

九、比较某些药物的单独使用与组合使用

邹润安对仲景用药的分析是从多方面、多角度、多层次进行的，对药物的同用与独用问题，他亦做了深入的研究。他说："夫不参其同用，不足知其相连之奥妙；不参其独用，不足知其主治之功能。"

以龙骨和牡蛎为例，邹润安先对其进行了统计。《伤寒论》《金匮》两书中，用龙骨者7方，用牡蛎者12方，龙牡同用者5方，用龙骨不用牡蛎者2方，用牡蛎不用龙骨者7方。此何以故？ 自然都含有一定的道理，诚所谓"仲景用药，必不浪施"。如治虚劳的天雄散中何以独用龙骨？ 邹润安指出，"人之精气察于有生之先，既已损削，必赖后天方能生长。以故天雄于至阴中壮阳，白术于潴湿中助气，苟徒倚以入肾，适足以耗阴。乃欲其生气生精，无是理也。用龙骨是敛二物之气入脾，使脾充而气旺，气旺而精生矣"。所以他

得出结论：龙骨之功效在于"引火归土"，而其所治之证在于"火不归土而搏水"。如牡疟之痰即因"水为火搏而成，故蜀漆散中即用龙骨；而白术散中之独用牡蛎者，正取其有"召阳归阴"之效，以妊娠胎病者，乃由经信乍阻，胎元尚稚，阴阳交阻于中，故用川芎于血中出其不合盛之阳，白术于中宫扶其不合衰之土，蜀椒以降阳气下归，牡蛎以召入阴中之为愈。

至于龙牡联用者，乃取其"摄阳以归土，据阴以召阳，实有联络相应之妙"。邹润安认为，凡救逆汤、桂枝加龙骨牡蛎汤、风引汤、柴胡加龙骨牡蛎汤等方中皆有龙牡联用，其主治症中多数与惊、烦有关，但也有绝不因惊者，如桂枝加龙骨牡蛎汤证，然而它们都有一个"阳无所依、无所归、无所定"的共通点。故仲景无论治外感，还是治内伤，只要有"土不藏阳、水不摄阳"之证，皆龙牡联用而随手奏功。

十、探讨方剂之命名

《伤寒杂病论》中诸方剂的命名也有其科学道理，绝非随便而取。如枳实薤白桂枝汤与栀子厚朴汤，两方内皆有枳实、厚朴，但为何前方名但出枳实，而后方名但出厚朴？是否可将其颠倒一下呢？邹润安认为，二证者，一由表邪方炽而误下，故心腹烦满、卧起不安，乃邪欲出表而不得，故方名但出厚朴不出枳实，以厚朴之性原向表也；一由里气壅逆，故心中痞留，气结在胸，胸满胁下逆抢心，乃气欲下归而不得，故方名但出枳实不出厚朴，以枳实之性原向下也。

综上可见，属辞比事法是对仲景著作研究的一个重要而又有效的方法。其优点在于它可以由此及彼，由表及里，多角度、多层次地深入探讨，以去粗取精，去伪存真，使我们真正找到仲景原作的科学内涵，从而避免对其做出孤立而片面的理解。

邹润安对《伤寒杂病论》之研究

清代医药学家邹润安所著《本经疏证》一书，疏解药物凡173味，皆为张仲景《伤寒杂病论》中所应用者。因此，对这些药物的疏解，不能不涉及仲景学说，而且只有对仲景著作有深透的研究，才能全面、深刻地理解《本经》。我通过对《本经疏证》的学习，认为邹润安对《伤寒杂病论》病证机理和用药机理的分析研究是独具特色的，而且是富有创见和卓有贡献的。

一、属辞比事法

首先，邹润安对《伤寒杂病论》的研究采用的是"属辞比事法"。意思是说在弄通原著每一个字、词、句本来意义的基础上，把有关的词句联系起来，对事物进行比较、分析，以寻求其"理"。如上文中所讲，其目的就在于"顾就彼此契合，求其所以同，后先龃龉，求其所以异"。这种研究方法的优点在于它能避免孤立而片面地理解仲景著作，便于我们找到其科学的内涵与内在联系，从而得出新的见解，并且在实际应用时能有切实的征兆可循。这种对比性研究的方法几乎贯穿于《本经疏证》全书，且确有成果。

如对《金匮》中"胸痹缓急者，薏苡附子散主之"一句，邹润安先对"缓急"二字做了认真的探讨，通过对《灵枢》有关条文的论述，认为此二字既非指筋之引纵，亦非指痛之休作，而是指因寒中于左，逼热于右，寒中于右，逼热于左，出现左急而右缓或左缓而右急的临床表现。其用本方治之者，以附子治急者也，薏苡治缓与急者也。然后，他又用薏苡附子败酱散中亦有"缓急"来印证其说。邹润安认为，薏苡附子散与薏苡附子败酱散虽然方相似而所治之病极不相似，然而它们却有着共同点或内在联系，即都有"缓急"。邹润安对于"缓急"二字的解释，显然比那种"其痛势剧烈，须即时缓其急，解其痛"者更具有说服力。

又如，邹润安对《伤寒论》中厚朴生姜半夏甘草人参汤的阐发。首先，他对小半夏加茯苓汤证、干姜人参半夏丸证和半夏厚朴汤证与本方证进行比较，并指出，"四方者，其中皆有小半夏汤在，乃所治之病迥不相侔，何耶？"其答曰："夫小半夏汤，治中宫气水相忤，欲逆于上之剂也。水胜于气，则加茯苓，气虚水逆，则加人参，气水并盛，结而阻阂胃院，则加厚朴、紫苏、茯苓。"然后他又指出，"伤寒表解里未和者有可能出现的两种情况，一为阳明承气汤证，一为太阴理中汤证。而厚朴生姜半夏甘草人参汤证都不具备，其仅仅是"徒胀满"，则于太阴为近，阳明为远"。"胀满"，盖气无约束则胀，水无约束则满。既胀且满，又何能不上逆为呕，下泄为利耶？故此他认为，加理中之于小半夏汤中，使半夏、生姜斡旋中宫，俾勿上逆；使人参、甘草填补中宫，俾勿下泄；然又恐补胜于和也，故于承气中择厚朴之除满者，与补相对待。最后，他还补充说明，本方不得为补剂，亦不得为泄剂，又不得为汗剂，实为和中之剂，其着力处全在小半夏汤。

关于防己黄芪汤和防己茯苓汤两方，邹润安也通过比较，提出了两点独到的见解。其一是认为黄芪在此二方中所起作用有所不同。防己黄芪汤证，病本向外，故乘势壮营卫之气，使水湿从标而解，是用以厚表气，故分数甲于一方。防己茯苓汤证，病不向外，故通其水道，从本而解，是用以利阴气，故分数退居茯苓下，与桂枝并。其二是两方视芪重而术轻，以芪行脾之标，术崇脾之本。是以知风水、皮水乃脾之标病，非脾之本病也；再者，此二方证中虽有"身重"和"四肢聂聂动"属于脾病的表现，但那是由于"太阳秉寒水之气，水者克土"所致，故其治法亦仍从太阳。邹润安的看法很有道理。

再比如仲景之用茯苓，邹润安把同用茯苓的肾气丸与酸枣仁汤归为一类来比较，探讨其用茯苓的原因；又把同在原方中"加茯苓"的四逆散证、理中丸证、小青龙汤证归为一类来比较，说明其"加茯苓"的原因；还把"未尝有水，亦并无渴"的茯苓四逆汤证与附子汤证归为一类，比较研究何以要用茯苓等。为了说明"茯苓为治眩悸之主药"，他又把主症中包含有"眩"或"悸"的小半夏加茯苓汤、苓桂术甘汤、葵子茯苓散、理中丸和真武汤等归为一类来进行研究。

二、综合分析法

其次，邹润安对《伤寒杂病论》的研究，还采用了综合分析法。即他结合《本经》探寻药物的功效，结合《内经》探寻各方证的病机，且每论药，竟直论方，并成论病，融三位于一体。

现以其对芍药的疏解为例说明之。邹润安对芍药的疏解紧紧围绕《本经》谓芍药"主邪气腹痛，除血痹，破坚积"之说。邹润安抓住一个"破"字，结合《伤寒杂病论》，提出了9个方面的问题，剖析了16个使用芍药的方剂和19个不用芍药的方剂，提出了芍药为"破结之药，能破阴凝，布阳和"的独特见解。他指出，芍药在桂枝汤、小建中汤、桂枝加龙骨牡蛎汤、真武汤和麻仁丸等方中，皆起"散阴结"，即开通凝结的效用。分述之，其功在于合桂枝以破营分之结，合甘草以破肠胃之结，合附子以破下焦之结，其余合利水药则利水，合通瘀药则通瘀，虽必合他药始能成其功，实有非他药所能兼者。世之人徒知其能收，而不知其收实破而不泄之功也。尤其是他对芍药在桂枝汤中的作用，做了与众不尽相同的解释。他联系《内经》中论汗和《张子正蒙注》论风之说，认为桂枝汤证的成因关键在于"营阴结于内，卫阳不得入"和"营与卫相持而终不相舍"，故芍药、桂枝一破阴，一通阳，此实和营布阳之功，断断非酸收止汗之谓也。这就批驳了那种普遍认为芍药在本方中的功效是酸敛益阴的观点。

此外，他还探讨了芍药当用不当用。他分析指出，真武汤证属阴不交阳，法当破阴布阳，是以芍药开阴结而使阴阳相交。这种说法显然要比那种"在此方中芍药既可敛阴和营，又可制附子刚燥之性"的认识更进一层。

我们再看他对麦冬功用的分析。麦冬,《本经》谓其"主心腹结气,伤中伤饱,胃络血绝,羸瘦短气"。邹润安疏之曰:胃之为腑,多气多血,凡有变动,每患其实,不比于虚。设使胃气偏盛,所纳遂多,转输稍不循序,则气之壅结所不能免,是"心腹结气,伤中伤饱"所由来也。"盖心腹既有结气,则转枢之机更滞,是以中气无权,不患伤饥,每为饱困"。这段话将《本经》所云麦冬主治病证的根源阐述得何等明白!它通过讨论食气入胃后的流通敷布过程,着重分析了胃气为饱困所伤,气机窒塞是导致形羸气短诸症的关键。结合以上理论,他又以仲景使用麦冬的四个方剂为例,分别说明麦冬之用。即于炙甘草汤,因其阳中阴虚,脉道泣涩;于竹叶石膏汤,因其胃火尚盛,谷神未旺;于麦门冬汤,因其气因火逆;于温经汤,因其下焦之实,上焦之虚。

三、问难答疑法

邹润安对仲景著作中的药物、方剂和证候等以问难的形式提出,并自己作答。这些问题都具有相当的难度和深度,没有对《伤寒杂病论》的研精覃思是提不出来的。唯其辩论,才能一层一层地把问题引向深入,以追根穷源,阐明至理。

如问:《金匮》曰"患者欲吐,不可下",又曰"食已即吐,与大黄甘草汤",不自相矛盾乎? 答:按此盖当分别观之,此二证一为无火,一为有火,无火者虚,故不可下,有火者实,故宜下。何况食已即吐者,因胃不能纳,定不能游溢精气,上输于脾,所谓"胃气生热,其阳则绝"者,此属势迫且切之急证,故当急以大黄泻阳以救阴。

再如他对阿胶功效的分析,一连提出了四个问题。①"阳明病,脉浮发热,渴欲饮水,小便不利"和"少阴病,下利,咳而呕渴,心烦不得眠"皆用猪苓汤,其中有阿胶,当以何者为用阿胶确证？　②两者所患绝异，渴则均有之，得毋缘渴而用之耶？　③如果阿胶为"不得眠"而设，那么治太阳病虚烦不得眠之栀子豉汤和治虚劳病虚烦不得眠之酸枣仁汤，皆不用阿胶，何也？　④若以猪苓汤证有发热，温经汤证有暮即发热，鳖甲煎丸证有寒热不止等为据，则发热亦可谓应用阿胶之征耶？　对此，他得出的结论是：人卧则血归于肝，血以枯涩不归肝者有之，血为火扰不归肝者有之。若阿胶所主，则有化血之物停而不化，反致无血归肝者也。阿胶之用，属阴不亏而不化血者，不治血之化源涸也。良以阿胶止能浚血之源，倘中焦无汁可化，则非其所能任。通过对阿胶的疏解，他还提出了一个著名的观点，即"血之病多在泄，泄则不流，化源反竭。水之病多在停，停则不泽，反能生火"。他还举例说，猪苓汤、黄连阿胶汤、炙甘草汤、白头翁加甘草阿胶汤、温经汤皆治水停而生火者，芎归胶艾汤、鳖甲煎丸、温经汤、大黄甘遂汤皆治血不流而化源竭者。故阿胶在仲景方剂中，皆不是起行血的作用，而在于疏通血之化源，即导其源而畅其流。

再如附子粳米汤证，本属虚寒，当用温中之法，邹润安就此提出了为何不用理中汤而用附子粳米汤的问题。并答道，"夫理中，守而不走之剂也。以干姜较附子，则此动而彼静，以大枣、粳米较参、术，则此和而彼补，又以半夏之能升能降、可滑可燥主持于中，几何其不有天渊之异耶？"这个分析把仲景用药之匠心和二方的异同点辨别得何等明晰！

总之，从邹润安《本经疏证》中可以看出，他对《伤寒杂病论》的研究，融《内经》《本经》诸书之精义于一炉，在探讨《本经》药物药理的同时，联系《内经》的理论来分析人体的生理、病理，尤其对《伤寒杂病论》诸方药所适应的病机与功效之所以然方面，做出深刻而全面的阐释，从而使"医经、经方旨趣，得连为一贯焉"。其对仲景著作的阐发，在研究的广度和深度上都大大地前进了一步。

邹润安论医药名言集萃

如果你不懂什么是中医研究，请读邹润安先生的《本经疏证》。书中有许多关于中医理论的名言妙句，认识深刻，绝对原创，完全是他个人的研精覃思。这些妙句用精辟的语言表述出来，显示了一个通儒大家的学识与风范，读之令人不忘。现我谨对其中部分论医药之名言妙句做一简介。

一、论疾

1.虚劳： 虚由于自然，劳因于有作。譬诸器物，虚者制造之薄劣，劳者使用之过当。

2.风湿： 所谓风必淫于外而不返之阳，所谓湿必滞于内而不化之气。夫风固阴性凝聚，阳在外不得入，则与之周旋不舍而为者耳。夫人身之阳，在上则欲其与阴化而下归，在下则欲其化阴而上出。设使在上不与阴化，在下不能化阴，斯阳亢无以升降，于是为出柙之虎，失系之猿，而穷而无归，咆哮狡狯，百变不已。

3.声喑哑： 声以诏聪，聪以纳声。是故喑哑与聋，源同而派别。第声主发，聪主受。故声者资乎水而发乎金，聪者因乎金而受乎水……故音声者，必使水尽化入金，然后从金而出……大率声者，音之概；音者，声之成。声发乎水，音成于金。是声为本，音为标。故治水者，其力全；治金者，其功偏也。

4.呕吐： 同为水谷逆出也，吐可植躬，呕须曲脊；吐犹器满而溢，毋庸勉强；呕已沸腾于中，出反不易。故吐如弃物，可随手抛掷；呕遭迫胁，必声扬物先。则吐为阴，呕为阳；吐为寒，呕有热；吐属虚，呕属实矣。

此从虚实、寒热、难易及形态上对二者做了清晰的鉴别，并不是如有的书上所说呕与吐多同时发生，难以鉴别。

5.烦躁： 烦之训为劳，为剧，为扰，为乱，为多，为众，似与病之烦不相当者，而不知烦，心病也……躁之训为动，为疾，为狂，为不安静，为暴急，为好变动。是烦为心动，躁为体动。

6. 风气百疾：风气百疾者，心肝脾之气懒于朝肺，肺遂不能输精于皮毛，斯外邪乘而客之，是其责虽在肺，而其咎实在脾。故薯蓣丸以薯蓣帅补气药为君，补血药为臣，祛风药为佐使。

二、论药

1. 当归：当归能治血中无形之气，不能治有形之气。故痈肿之已成脓者，癥瘕之已成形者，古人皆不用，独于胎产诸方用之最多，则以胎元固血分中所钟之阳气也。

2. 川芎：川芎之治，不能统主一身之气血不相维，独能提发阳气陷于血分。人身行血中之阳者肝，肝不行阳，则经水绝，用川芎使肝气行，积冷自消，月事自下。

3. 麻黄：譬如麻黄，其异在所产之地冬不积雪，则其归着在鼓发阳气，冲散阴邪。故凡束缚难伸之风，蔽痼盛热之寒，乍扬更抑之热，迫隘不顺之气，皆所能疗。然不能治筋骨懈弛之风，阳气漏泄之寒，鼓荡不羁之热，随火冲逆之气。

此将风、寒、热、气之不同原因鉴别得泾渭分明，亦告知人们不能笼统用药。

4. 黄芩：大抵黄芩之用，凡气分有余，夹热攻冲他所者，乃为的对。若他所自病，不系热气攻冲者，则不可服，服之必益虚其气……大率黄芩所治之小腹绞痛，必烦热，必口渴，必小便有异于常，舍此则非所宜矣。

5. 枳实与厚朴：古人治病，每因势利导，不加逆折。腹满者，其机横溢，故用厚朴随横溢以泄其满；中坚者，其机根固，故用枳实随根固而泄其坚。一横一直之用，即枳、朴至理之所在矣。

6. 干姜与附子：干姜既得附子，一主其中，一主其下；一主守，一主走。若轻车，若熟路，风行雷动，所当必摧，所击必败，阴散斯阳归，阳归斯病已。有姜无附，难收斩将搴旗之功；有附无姜，难取坚壁不动之效。

三、论方

1. 大、小半夏汤：小半夏汤是耕耘顽矿而疏通之，使生气得裕；大半夏汤是沃润不毛而肥饶之，使生气得通。于此见半夏之和，有大有小，可润可燥，不拘拘然于化饮定中。

2. 肾气丸：肾气丸，《金匮》中用者凡五处……合五者而观之，不言小便则言小腹……能化气者，非附子而谁？ 是肾气丸之用虽广，其因阳不足不能化阴，阴不足不能化阳，则一也。八味肾气丸，摄土中水气以浚阴之源（地黄拔土气最力，薯蓣入土中最深而喜攀砖附石，山茱萸于春季结实，至初冬乃成，亦吸土气以济水者），动水中火气以振阳之本（附子、桂枝），而使天一之水由下以及上（泽泻），由上以归下（茯苓），浮游之火，郁结之血，藉此遂周流而不滞焉（丹皮）。得非降火升水，使两相济而称物平施者耶。

我认为，这是对于肾气丸作用原理的最佳解释，也是最独特、最具中医理论特色的解释。

3. 大建中汤与甘姜苓术汤：大建中汤治动，乃镇以静，而抑之使平，是条侯坚壁于梁；甘姜苓术汤治静，乃抚其循良，销其梗化，是姬公毖顽于洛。总之，前后诸方皆从温中起见，而击乌合，则宜锐不宜多；讨积猾，则宜围不宜攻。

四、论治

1. 用药当审病之大端：夫用药当审病之大端，大端当用则不得顾小小禁忌；犹之大端不当用，不得以小小利益遂用之也。于此见药随时用，虽不可犯其所忌，亦不可守禁忌而失事机，又不可不明君臣佐使间有去短从长之妙矣。

这说明医生治病首先要搞清病的基本状况即主要的病机，以此为指导，从整体和全面上来审视用药。

2. 审病之前后缓急，并力解其一面：病之互相牵属者，必并力解其一面，则所留一面自无所依，不能为大患。

对病情较复杂的病，可分阶段，分步骤地各个击破，如抽丝剥茧，使病患一步步减轻。

3. 虚实夹杂者当虚实互求：殊不知病有因实成虚，及一证之中有虚有实；虚者宜补，实者自宜攻伐。乃撤其一面，遗其一面，于是虚因实而难复，实以虚而益猖，可治之候，变为不治。

王孟英曰：古人治内伤，于虚处求实；治外感，于实处求虚，乃用药之矩矱也。徐洄溪所谓病去则虚者亦生，病留则实者亦死。

纵观以上，说明《本经疏证》一书，是邹润安先生用属辞比事法研究《伤寒杂病论》和《本经》药物主治的力作。他"凡六易寒暑，克成是篇"，对仲景所使用的、记载于《本经》中的 170 余味药物做了深入的探讨和疏解，"凡于物理有关，无不询访厥由，苦思力索，期于有补"，故"往往于古人见解外别有会心"。尤其是他作为一个学贯儒、道，通晓《内经》、六经、五雅、诸史、《说文》及名人著作的通儒，又有深厚的古文字功底，可谓文理淹通，所以其著作不仅具幽邈之思和卓越之识，而且文采斐然，足可供后来学医者赏阅，绝非近世医书可比爱。

邹润安医古文辞赏析

清代医药学家邹润安先生，学识渊博，文理淹通，为世通儒。其所著《本经疏证》与《本经续疏》运用娴熟的笔法，优美的文句，将深奥的中医学理论阐述得十分透彻。观其议论纵横捭阖，笔墨酣畅淋漓，读之令人回味无穷，叹为观止。

今仅以邹润安书中对于菊花、羊肉、贝母等药的疏解，对呕吐及烦躁的训话和对头面风的描述为例以见其一斑。

一、论菊花

邹润安曰："菊，古作鞠。鞠，穷也。菊，曷为其义为穷？"他认为，此既非以花事之尽，又非以其不结实，盖穷于上者必反下，剥固九月之卦，菊正以九月花，过是即为复矣。而婆娑剥尽之在上者，纵枯且萎，仍无所谓零与落焉，则谓能使穷于上之风，若火自熄而反其胁从之津液于根柢，讵不可欤？此《本经》主风头眩、肿痛、目欲脱、泪出之义也。

赏析：邹润安在此联系到《周易》的卦象和《本经》中论述菊的主治功效来解释菊的命名，有一定的说服力，且以《尚书》《诗经》等古籍的记载为例证，说明"菊"的本义就是"穷"的意思。

二、论羊肉

《名医别录》称羊肉"主缓中、字乳余疾及头脑大风、汗出、虚劳寒冷，补中益气"。邹润安则在详细地考证了许多关于羊的典籍后，写道，"论羊肉者，多以《金匮真言论》'南方赤色，入通于心，其畜羊'为证。谓火畜性热，可以已虚寒；又为血肉，可以补形之不足……然马亦隶夏官，同为火畜，非无血肉，独不可以已虚寒而补形乎？且《贾子新书·胎教篇》不谓羊为土畜乎？不又谓羊为土木之母乎？《吕览·孟春纪》注，不谓羊属土乎？是又当作何说矣？这里他引经据典地提出了一连串的反问，使得持"羊为火畜"论者颇有些难于对答。然后他自己作答曰，"《易》兑为羊，兑之为卦，二阳在下，一阴居上。阳牵于阴，虽奋而不刚；阴比于阳，柔和而力厚。像羊之性，抵很难移"。接着他又从"羊之体驯扰易制"，"西北弥寒，生羊弥丰肥"和"胎生之易者无逾于羊"等有关于羊的特性诸方面，阐明了其主治之所以然。

赏析：医易相通。邹润安对羊和菊的解释都联系到易卦。这就比一般的中药书上对此二药的解释更深透一层。以易理解医理，在邹润安书中还可见于多处，可见其对《周易》之研究甚深。

三、论贝母

《本经》谓贝母"主伤寒、烦热、淋漓、邪气、疝瘕、喉痹、乳难、金疮、风痉"。邹润安却认为，这些病证皆何一非阴结而阳不舒散？故皆当得阴郁散而阳乃伸，故予以片言决之曰"贝母善横散心胸间郁结之疾"。为了说明此观点，他又特别对"郁"字做了详细的考据。夫郁，积也、聚也、滞也、缚也，谓收敛之也。

赏析："贝母善横散心胸间郁结之疾"是邹润安的独到见解，于临床甚有指导意义。关于"郁"字，邹润安做了五个注释，说明其有积、聚、滞、缚和收敛等意思，可见其古文学功底之深厚。

四、辨呕吐

呕与吐有些近似，同为水谷逆出，但实则为两个不同的病证和概念，应当加以辨别。邹润安曰："同为水谷逆出也，吐可植躬，呕须曲脊；吐犹器满而溢，毋庸勉强，呕已沸腾于中，出反不易。故吐如弃物，可随手抛掷；呕遭迫胁，必声扬物先。则吐为阴，呕为阳；吐有寒，呕有热；吐属虚，呕属实矣。"

赏析：邹润安所云，皆有所考据。如《释名》："呕，伛也。将有所吐，脊曲伛也。"其余为据《一切经音义》及《山海经》注。他在此对呕与吐的辨别，从形状、难易、病机和性质诸方面都做了比较，其鉴别之精当莫过于此。而那种认为"呕与吐同时发生，很难截然分开"的说法值得商榷。

五、训烦躁

为了讨论心烦一证，邹润安对烦与躁做了详细的训诂。其文曰：烦为训，为劳，为剧，为扰，为乱，为多，为众，似与病之烦不相当者，而不知烦，心病也。其文又曰：考躁之训，为动，为疾，为狂，为不安静，为暴急，为好变动，是烦为心动，躁为体动。他还指出，且烦且躁者，虽系死证，犹有可救；若仅躁不烦，故阳亦无以自容。故阳微，发汗则躁不得眠；少阴病，不烦而躁者，死。

赏析：据《古汉语常用字字典》，"烦"之义有三：烦躁，烦闷；繁多，烦琐；烦劳，麻烦。这些注释都有点以烦解烦之嫌，似不及邹润安之所考据者为确切而详。在《古汉语常用字字典》上解释"躁"字的意义只有一个，即"急躁，不安静"。虽然也基本上讲清了"躁"字的意思，但它远不及邹润安所讲述者全面。尤其是邹润安指出，"烦为心动，躁为体动"，并且联系具体的病证和病机来分析，指出躁比烦更为严重，这对临床是有指导意义的。

六、对"头面风"的描述

"头面风"是什么？ 邹润安曰："头面风，亦在上之风也……其病既不常在，亦不竟除，来本无期，去亦无迹。其来也，或目泪，或涕唾多，或忽忽如醉，或头痛，或生疮，或肿，或不光泽，或面目黄色。其去也，倏然若失。则其阳气暂弛而病生，稍张而病罢。犹可不使阳化在下之阴，以上出而为光泽脂致，以长肌肤润颜色乎？"

赏析：邹润安在此对"头面风"做了精辟的解释，从临床表现、病机与治法方面都做了描述，特别是一连用了八个"或"字，极其生动形象地说明了"风"性变幻无常的特征及其所以然之故，即阳气的稍张与暂弛。这也就阐明了"头面风"的根源在于阳虚生风，因而他指出"其主治多用温升"。这段描述，阐明了"头面风"的客观存在和它的特殊外在表现，给人留下深刻的印象。

总之，以上举例皆说明，邹润安不仅是一位医药学家，而且是一位优秀的语言文字学家。他的医文辞句优美，论点新颖而有创见，且论述有理有据，逻辑性强，因而有相当强的说服力。

附录

已发表的部分文章

1. 王昆文 . 邹润安论薯蓣丸 [N]. 中国中医药报，2015-9-11（4）

2. 王昆文 . 中医学的特色是什么 [N]. 中国中医药报，2013-3-13（3）

3. 王昆文 . 扶持民间中医还要加把劲 [N]. 中国中医药报，2012-5-7（3）

4. 王昆文 . 奏响复兴中医药的号角 [N]. 中国中医药报，2013-4-22（3）

5. 王昆文 . 仲景书中的阳虚生风证 [N]. 中国中医药报，2011-8-12（4）

6. 王昆文 . 中医急诊发展受限根源何在 [N]. 中国中医药报，2009-3-25（3）

7. 王昆文 . 传统中医有何罪过 [N]. 中国中医药报，2012-9-21（3）

8. 王昆文 . 发展中药不能唯成分论 [N]. 中国中医药报，2012-3-5（3）

9. 王昆文 . 解毒活血法治双下肢肿痛 [N]. 中国中医药报，2013-7-29（4）

10. 王昆文 . 浅析王孟英治阴虚案 [N]. 中国中医药报，2012-5-7（4）

11. 王昆文 . 中医医院发展之我见 [N]. 中国中医药报，2007-7-20（3）

12. 王昆文 . 让更多的人关注《中医启蒙三字经》[N]. 中国中医药报，2010-5-27（3）

13. 王昆文 . 我为温习经典辩护 [N]. 中国中医药报，2007-9-28（3）

14. 王昆文 . 什么是中医的本质 [N]. 中国中医药报，2010-5-26（3）

15. 王昆文 . 民间捐资刻医书 [N]. 中国中医药报，2010-8-5（8）

16. 王昆文 . 中医要国际化必先本土化 [N]. 中国中医药报，2011-5-13（3）

17. 王昆文 ."中医坐堂"有利于满足群众看病需求 [N]. 中国中医药报，2007-4-4（3）

18. 王昆文 . 谁来培植中医的根？ [N]. 中国中医药报，2008-7-17（3）

19. 王昆文 . 中医患上了"西医恐惧症"吗？ [N]. 中国中医药报，

2007-8-6（3）

20. 王昆文 . 劝君莫做杂牌医 [N].中国中医药报，2008-7-30（3）

21. 王昆文 . 不要轻视民间中医的力量 [N].中国中医药报，2008-8-14（3）

22. 王昆文 .一个残疾中医师的自白 [N].中国中医药报，2010-7-26（3）

23. 王昆文 . 治病未必攻邪，养生何须论补 [N].中国中医药报，2011-6-3（4）

24. 王昆文 . 从一个复杂病人的自觉症状谈闻诊和辨证论治的重要性 [J].国医论坛，2010，25（3）

25. 王昆文 . 治皮肤瘙痒症经验 [J].四川中医，1984（2）：135

26. 曾顺祚，王昆文 ."女，阳物而晦时"新解 [J].四川中医，1994（7）：19

27. 王昆文 . "笠翁本草"养生观 [J].中医药文化，2010（4）：22-23

28. 王昆文 . 我看中医药文化 [J].国医论坛，2006，21（6）：41

29. 王昆文 . 化不可待、阴阳自和是中医治病的特色 [J].国医论坛，2006（3）：46-47

30. 王昆文 . 仲景用药是宗法《本经》而又有所发展 [J].国医论坛，1990（5）：1-3

31. 王昆文 . 为捍卫中医的尊严和科学地位而战 [J].亚太传统医药，2006，（11）：28-29

32. 王昆文 . 中医发展 50 问 [J].亚太传统医药，2006，（12）：7-8